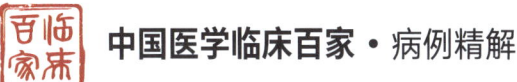

解放军总医院
呼吸与危重症医学部
疑难病例精解

名誉主编　解立新
主　　编　赵卫国　王韧韬　刘慧莹

科学技术文献出版社
·北京·

图书在版编目（CIP）数据

解放军总医院呼吸与危重症医学部疑难病例精解 / 赵卫国，王韧韬，刘慧莹主编. -- 北京：科学技术文献出版社，2025.5. -- ISBN 978-7-5235-1929-5

Ⅰ．R560.597

中国国家版本馆 CIP 数据核字第 20243P65S7 号

解放军总医院呼吸与危重症医学部疑难病例精解

| 策划编辑：吕锦瑞　责任编辑：袁婴婴　吕锦瑞　责任校对：宋红梅　责任出版：张志平 |

出 版 者	科学技术文献出版社
地　　　址	北京市复兴路15号　邮编 100038
编 务 部	（010）58882938，58882087（传真）
发 行 部	（010）58882868，58882870（传真）
邮 购 部	（010）58882873
官 方 网 址	www.stdp.com.cn
发 行 者	科学技术文献出版社发行　全国各地新华书店经销
印 刷 者	北京地大彩印有限公司
版　　　次	2025年5月第1版　2025年5月第1次印刷
开　　　本	787×1092　1/16
字　　　数	176千
印　　　张	16.5
书　　　号	ISBN 978-7-5235-1929-5
定　　　价	138.00元

版权所有　违法必究

购买本社图书，凡字迹不清、缺页、倒页、脱页者，本社发行部负责调换

编委会

名誉主编 解立新

主　　编 赵卫国　王韧韬　刘慧莹

副 主 编 赵铁梅　韩晓博　张　晗

编　　委（按姓氏笔画排序）

千年松　王　博　王韧韬　田芳芳　刘于红

刘凯迪　刘慧莹　刘慧峰　汤丽萍　孙天宇

李雅静　杨　永　杨翠平　肖　坤　宋立成

宋定云　张　侃　张　晗　张　蕊　张信信

张敏龙　林　虎　郑梦利　赵卫国　赵铁梅

赵楠楠　保鹏涛　徐宇飞　高秉睿　郭英华

黄珊珊　崔俊昌　韩欣洁　韩晓博　解立新

蔺晨雨　潘　盼　磨国鑫

主编简介

赵卫国 医学博士，主任医师，硕士研究生导师。解放军总医院呼吸与危重症医学部一病区主任，全军呼吸内科专业委员会常务委员，中华医学会呼吸病学分会呼吸危重症学组委员，北京医学会呼吸病学分会委员。主要从事呼吸病学和危重病医学的临床、研究和教学工作，所参加课题获得国家科学技术进步奖二等奖 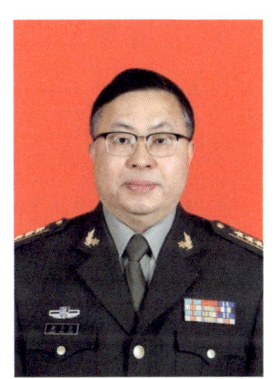 1项，获得华夏医学科学技术奖二等奖 1 项，享受军队优秀专业技术人才岗位津贴。近年来在各类学术期刊上发表论文 50 余篇，其中 SCI 收录论文 10 余篇，参与编写多部呼吸系统疾病著作。担任《中华结核和呼吸杂志》《中国新药杂志》等期刊的编委或审稿工作。

王韧韬 解放军总医院呼吸与危重症医学部副主任医师。擅长各种呼吸内镜相关诊疗技术，包括 EBUS-TBNA、APC、冷冻治疗、异物取出等，累计完成各类支气管镜手术 3000 余例。中国医药教育协会感染疾病专业委员会青年委员。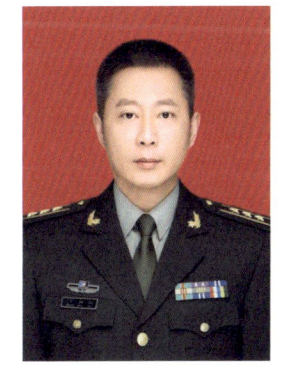完成省部级课题 2 项，获军队医疗成果奖三等奖 2 项，享受军队优秀专业技术人才岗位津贴。参编著作 2 部，发表论文 10 余篇。

刘慧莹 副主任医师,医学博士,硕士研究生导师。长期从事呼吸系统感染性疾病及肺部常见病的临床诊治、科研工作。擅长各类肺部感染、肺部占位性病变、急慢性肺损伤的诊断及治疗。中国老年医学学会基础与转化医学分会委员,中国老年保健医学研究会呼吸病学分会委员,北京医学会呼吸病学分会间质病学组委员。担任国家自然科学基金、北京市自然科学基金评审专家。入选2018年北京市科技新星,享受军队优秀专业技术人才岗位津贴。主持国家自然科学基金、北京市自然科学基金等各项课题8项。以第一作者及通讯作者身份在 Signal Transduction and Targeted Therapy、Cell Death & Disease 等期刊上发表学术论文14篇,单篇最高影响因子38.104。

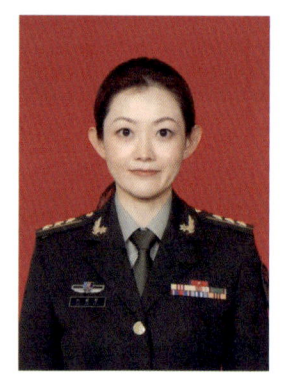

序

临床医学不是纯科学，一名优秀的临床医生除了需要掌握广博的基础与临床知识，良好的临床思维与丰富的临床经验也是不可或缺的。随着新技术、新理念在临床中的推广应用，现代医学的更新发展亦随之加快，作为一名医生，仅靠掌握教科书里面的知识是远远不够的，更需要在临床工作中不断地学习与积累，从一个个真实的病例中总结经验，提高自己的技能水平。

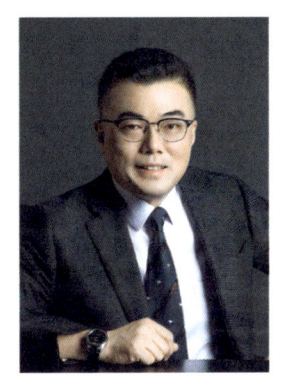

解放军总医院呼吸与危重症医学部于 2020 年 4 月正式成立，是以中国人民解放军总医院原呼吸科为核心，整合了北京地区军队医院绝大部分呼吸领域的临床资源，组建的集胸内、胸外、血管介入、重症为一体的大胸科临床科室，也是集临床与科研全面发展的综合性医学部门，目前已开设 450 张床位，是国内胸科领域的领军单位之一。

本学部虽然成立时间不长，但全国各地很多患疑难罕见疾病的患者都慕名而来，这也使我们积累了不少病例。本书从中精选了 30 例疑难病例，对这些病例进行了系统性的回顾、分析与总结，图文并茂、言简意赅，相信无论是在对疾病本身的认识上，还是对临床思维的启发上，都能让医学同道从中有所获益。

解立新

2024 年 11 月于北京

前 言

在这个医学迅速发展变化的时代，呼吸内科学作为一个需要持续发展的领域，面临着前所未有的挑战和机遇。由于受到环境污染加重和生活方式变化等影响，呼吸系统疾病进展出了更多类型，发病率也逐渐升高。在这样的背景下，解放军总医院呼吸与危重症医学部成立，承担起了探索未知、挑战疑难病例、推动呼吸内科学发展的重任。我们编写《解放军总医院呼吸与危重症医学部疑难病例精解》，旨在分享我们团队近5年来在诊断和治疗呼吸系统疑难病例过程中的经验和思考，同时也希望能够为同行提供参考，带来启发。

作为主编，我们深知将这些宝贵的临床经验系统化、书面化的重要性，这本书不仅是对我们团队过去几年工作的总结，也承载着我们对未来的期许。本书汇集了一系列呼吸学领域的疑难病例，包括罕见病、临床表现复杂的常见病及新兴传染病。每一个病例都由直接参与诊疗的医生详细记录了从病例接收、初步诊断、辅助检查、最终确诊到治疗方案的选择及调整，以及病例随访的全过程，力求详尽准确，真实反映了临床工作的复杂性和挑战性。

我们特别注重病例分析的深度和广度，旨在提炼出有价值的诊疗经验和教训。对每个病例的讨论都不仅限于个案本身，还会拓展到相关的病理生理学、药物选择、治疗策略等方面，以及单个病例所反映出的疾病诊疗领域存在的系统性问题和挑战。此外，我们还邀请呼吸病学、感染病学、影像学等领域的专家对疑难病例进行了点评，力求提供多角度、多学科的视野，以期展现最全面的诊疗思维。

本书还强调实践与理论的结合。我们鼓励医生在临床工作中不断提问、探索和创新，将最新的研究成果和技术积极地应用到疑难病例的诊治中。同时，我们也很注重这些病例在教学方面的价值，希望年轻医生们通过对具体案例的学习，快速成长，提高独立思考和解决问题的能力。

综上所述，《解放军总医院呼吸与危重症医学部疑难病例精解》是我们团队近年来心血的结晶。我们希望这本书不仅能成为让呼吸内科的临床医生深入学习和交流的工具书，也能为广大医学生和研究人员提供丰富的学习资源和研究灵感。在未来，我们期待本书能为呼吸内科部分疑难疾病的深入研究提供一些思路。

赵卫国　王韧韬　刘慧莹

2024 年 11 月

目 录

病例 1　黏液表皮样癌 …………………………………… 1
病例 2　腺性乳头状瘤合并肺腺癌 ……………………… 7
病例 3　肺上皮样血管内皮细胞瘤 ……………………… 15
病例 4　肺鳞癌 …………………………………………… 24
病例 5　肺含铁血黄素沉着症 …………………………… 30
病例 6　肺毛霉菌病（一） ……………………………… 36
病例 7　肺毛霉菌病（二） ……………………………… 43
病例 8　肺毛霉菌病（三） ……………………………… 53
病例 9　肺隔离症 ………………………………………… 63
病例 10　肺炎型肺癌 ……………………………………… 69
病例 11　肺原始神经外胚叶肿瘤 ………………………… 74
病例 12　遗传性出血性毛细血管扩张症 ………………… 79
病例 13　肺神经内分泌肿瘤 ……………………………… 88
病例 14　嗜酸性粒细胞增多性淋巴肉芽肿 ……………… 98
病例 15　右肺中间段支气管异物伴阻塞性肺炎 ………… 107
病例 16　Kartagener综合征（一） ……………………… 115
病例 17　Kartagener综合征（二） ……………………… 124
病例 18　慢性肺曲霉菌病 ………………………………… 131
病例 19　隐球菌肺炎 ……………………………………… 138
病例 20　嗜酸性粒细胞增多性胸腔积液 ………………… 144

病例 21	机化性肺炎伴肺部感染	154
病例 22	全身播散性诺卡菌病	167
病例 23	复发性多软骨炎	177
病例 24	抗合成酶抗体综合征	184
病例 25	肺泡蛋白沉积症	194
病例 26	肺轻链沉积病	203
病例 27	纵隔畸胎瘤	211
病例 28	重度急性呼吸窘迫综合征	220
病例 29	水痘-带状疱疹病毒肺炎	229
病例 30	大气道梗阻	238

专业名词中英文对照表 ······ 247

病例 1
黏液表皮样癌

病历摘要

【基本信息】

患者女性，40岁。5年余前无明显诱因出现咳嗽，呈间断性，咳白色泡沫痰，受凉后上述症状加重，无咯血、胸痛、发热，无喘息气短、反酸胃灼热、咽部不适及心悸等，未予以重视。因症状持续不缓解，2018年就诊于当地医院，考虑支气管哮喘，给予对症治疗（具体不详），经治疗后患者症状未见缓解，未进一步诊治。2年余前出现活动后气短，无发热、心悸、胸痛等不适，未诊治。2022年3月14日于外院行全身体检，胸部CT提示气管中下段（距离气管分叉约35 mm）病灶，建议行气管镜进一步检查。左肺上叶钙化灶。肝钙化灶可能。为进一步检查及治疗，患者因

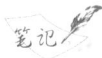

"间断咳嗽、咳痰 5 年余,活动后气短 2 年余"于 2022 年 3 月 29 日入我院。

既往史:妊娠期高血压病史 9 年余,血压最高 160/95 mmHg,规律口服厄贝沙坦/氢氯噻嗪片治疗,150 mg/12.5 mg,1 片/日,血压控制可。

个人史:无吸烟、饮酒史。

家族史:父亲"肺癌",目前治疗中,大伯因"肺癌"去世。

【入院查体】

体温 36.5 ℃,脉搏 86 次/分,呼吸 19 次/分,血压 134/80 mmHg。胸廓对称无畸形,局部无隆起及凹陷,胸壁静脉无扩张,胸骨无压痛。双侧乳房对称,无异常。呼吸正常,胸式呼吸。胸廓扩张度两侧对称,触觉语颤正常且两侧对称,未触及胸膜摩擦感。双肺叩诊呈清音,双肺呼吸音粗,未闻及干湿性啰音。

【辅助检查】

血常规:WBC 7.70×10^9/L,NE% 61.10%,NE 4.72×10^9/L。

血生化:GLOB 33.7 g/L,余未见异常。

动脉血气分析:pH 7.43,PCO_2 45 mmHg,PO_2 81 mmHg,HCO_3^- 29.9 mmol/L,HCO_{3std} 28.6 mmol/L;BE_{ecf} 5.6 mmol/L,BE_b 4.8 mmol/L,SO_2 96%(未吸氧)。

ESR 4 mm/h;结核抗体阴性;CEA 7.40 ng/mL。

尿常规:细菌 6392 个/μL、细菌(高视野)63.92 个/HP。

便常规:未见异常。

心电图:窦性心律,大致正常。

电子支气管镜(图 1-1):于隆突上方见新生物,取活检(隆突上方新生物)送病理,结果提示黏液表皮样癌,低级别。

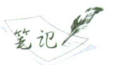

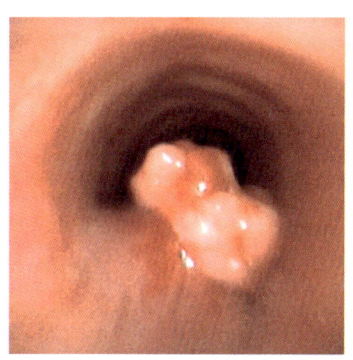

图 1-1　电子支气管镜下见肿物

腹部超声：脂肪肝（轻度），胆、胰、脾、双肾未见异常。

肺功能：通气功能正常，未见明显阻塞或限制性通气功能障碍。最大通气量百分比正常。残气量正常，残气占肺总量百分比正常。弥散功能正常。气道阻力正常。气道可逆试验阴性，FEV_1 用药后较用药前增加 0.3%。

诊疗经过

完善术前评估后进行术前讨论，患者无手术禁忌，故给予硬质支气管镜下氩等离子体凝固术（APC）切除病损（图1-2）。术后大标本送病理：（气道肿物）结合之前病理检查，符合黏液表皮样癌，低级别，大小为 1 cm×0.8 cm×0.5 cm。术后患者一般情况可，无不适。完善 PET/CT：①气管中段支气管后壁结节样软组织影，FDG 摄取轻度增高，符合黏液表皮样癌征象；②左肺上叶小钙化灶，右侧叶间胸膜增厚，右侧胸腔少量积液；③弥漫性脂肪肝，肝右叶小钙化灶，双侧附件生理性改变；④双侧颌下及颏下增大淋巴结，考虑反应性增生；⑤脑部 PET/CT 检查未见明显异常代谢征象（图1-3）。

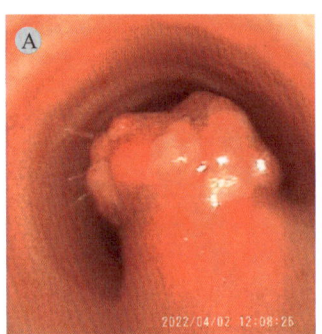
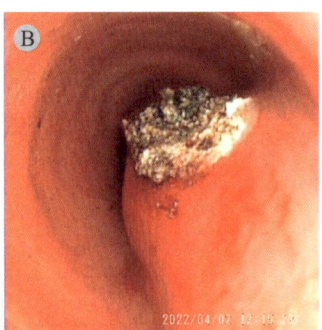

图 1-2　硬质支气管镜下 APC

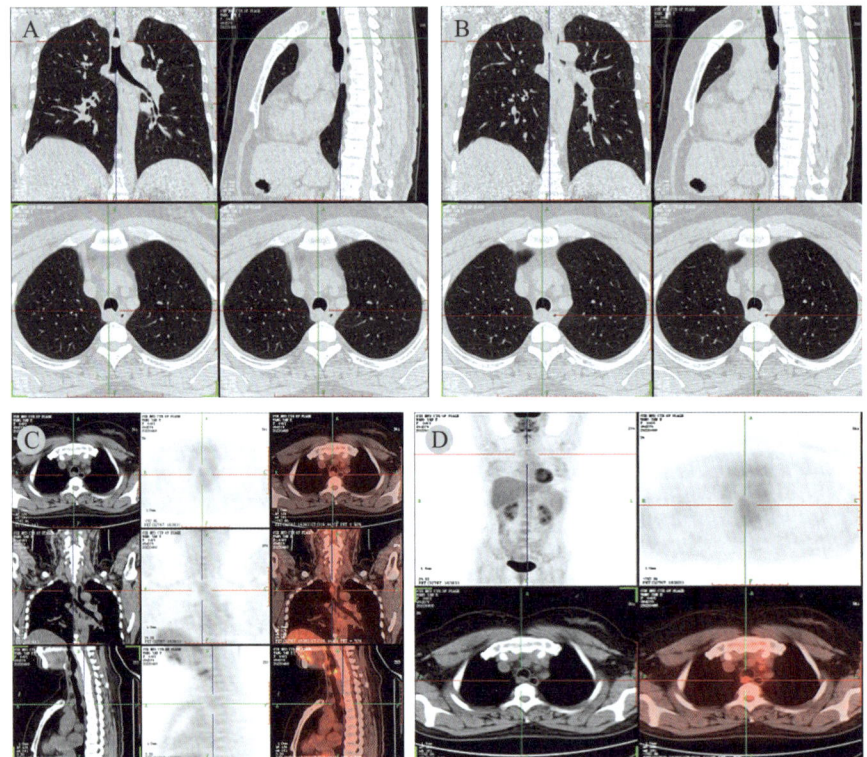

图 1-3　PET/CT

最终诊断

黏液表皮样癌。

述评

支气管黏液表皮样癌（MEC），起源于支气管黏膜下腺体的导管上皮，其组织学表现与来自唾液腺的黏液表皮癌基本一致，由黏液细胞、表皮细胞及中间细胞组成。本病好发于青少年，平均发病年龄＜30岁；临床上常表现为呼吸道刺激、阻塞性症状及体征，常反复并加重，病程长短不一，部分可达数年。好发于叶支气管（约占75%），主支气管次之，较小支气管少见。CT表现为腔内结节，可呈分枝状。常伴有阻塞性肺炎、肺不张、黏液栓。按照分化程度不同，将其分为低度恶性（高分化）及高度恶性（低分化）两类。低度恶性黏液表皮样癌位于肺门中央区，在支气管腔内呈息肉样生长，可浸润周围肺实质，但一般边界较清；可见鳞状细胞和中间细胞；被覆囊壁的柱状上皮异型性不明显，黏液中不见丛状异型的黏液细胞。高度恶性癌组织主要由中间细胞组成，分化好的鳞状细胞巢和腺体成分少，不呈分层结构，富含黏液的细胞较多见。外科手术治疗是目前公认最有效的治疗方法。手术方式主要包括肺叶切除、袖状切除、肺段切除和全肺切除。多数患者尤其是低度恶性者，预后非常好，手术切除率为80%～90%。本例患者因病变位置（局限于气管内）无法行外科手术，病灶局部手术切除效果仍较好。

（田芳芳　保鹏涛）

参考文献

[1] 蒋敏波，李天女，吴飞云，等.支气管粘液表皮样癌的临床特征及CT诊断[J]. 医学影像学杂志，2012，22（7）：1083-1086.

[2] 姚圆圆，郝吉庆．支气管粘液表皮样癌1例报告并文献复习[J]．罕少疾病杂志，2013，20（4）：54-56.

[3] 张柏林，陈可欣．12例原发性支气管黏液表皮样癌临床分析[J]．中华放射肿瘤学杂志，2003，12（1）：67.

[4] 林敏芳，杨之怡，张宏英．支气管粘液表皮样癌96例临床分析[J]．实用肿瘤学杂志，2006，20（2）：129-130.

[5] 陶瑞，赵大海．左主支气管粘液表皮样癌1例．临床肺科杂志[J]，2019，24（12）：2297-2299.

病例 2
腺性乳头状瘤合并肺腺癌

病历摘要

【基本信息】

患者男性,70岁。3个月前出现咯血,无明显诱因,表现为痰中带鲜红色血块,偶呈黑色,平均每日5口,每口约1 mL,在当地医院行胸部CT检查,提示右肺上叶结节,性质待定,建议做进一步检查;右肺上叶斑片灶,感染可能;右主支气管管壁不规则增厚;右肺多发结节、部分为磨玻璃结节,建议隔期复查。当地医院予以抗感染治疗后症状未见明显好转,为进一步检查及治疗,患者主因"咯血"入我院治疗。患者目前精神尚可,食欲正常,睡眠正常,体重无明显变化,大便正常,排尿正常。

既往史:鼻炎病史20年;前列腺增生病史20年;糖尿病病

史16年，一直规律进行胰岛素皮下注射，自诉血糖控制尚可；高血压病史10年，最高160/90 mmHg，平日规律口服硝苯地平缓释片，自诉血压控制尚可；1982年因车祸致右腿及脊柱骨折，予以石膏固定治疗，现痊愈。否认输血史，否认药物、食物过敏史，预防接种随当地进行。

个人史：有30年吸烟史，每日吸烟约20支，2个月前已戒烟；有30年饮酒史，每次饮酒约20 mL，未戒酒。

【入院查体】

体温36.7 ℃，脉搏82次/分，呼吸19次/分，血压124/77 mmHg。全身皮肤未见黄染及皮疹，浅表淋巴结无肿大。胸廓对称无畸形，局部无隆起及凹陷，胸壁静脉无扩张，胸骨无压痛。呼吸正常，胸式呼吸。呼吸动度两侧对称，触觉语颤正常且两侧对称，未触及胸膜摩擦感。双肺叩诊呈清音，双肺呼吸音清，未闻及干湿性啰音。

【辅助检查】

血生化：GLU 12.77 mmol/L，TBIL 26.3 μmol/L，DBIL 8.40 μmol/L，GLOB 36 g/L。

HBsAg 100.68 IU/mL，HBeAb 0.01 IU/mL，HBcAb 8.78 IU/mL；乙型肝炎病毒脱氧核糖核酸（HBV-DNA）扩增定量检测（血）：HBV-DNA 荧光定量 6.17×10^3 IU/mL。

肿瘤标志物（血）：CA50 31.37 U/mL，β2-MG 3.37 μg/mL，PSA 38.40 ng/mL。

结核分枝杆菌抗体测定等（血）：结核抗体（38 kD）（＋）；淋巴细胞培养＋干扰素（阳性对照水平）＞400 pg/mL，结核分枝杆菌特异性反应干扰素水平409 pg/mL，本实验结果阳性。

细胞+多因子（精细版）：IL-5 3.39 pg/mL，IL-1β 13.83 pg/mL。类风湿因子（RF）测定等（血）：C3 0.88 g/L，IgG 18.15 g/L，RF 96.3 IU/mL。抗心磷脂抗体测定等（血）：Ro-52（3+）。

M-ROSE 提示大量混合菌感染。

胸部增强 CT：右肺上叶富血供结节，性质待定，建议做进一步检查；右肺上叶斑片灶，感染可能；右主支气管管壁不规则增厚，建议结合临床相关检查；右肺多发结节，部分为磨玻璃结节，建议隔期复查；两肺炎症，局限性肺气肿、肺大疱；右肺下叶陈旧灶；动脉硬化；扫描见甲状腺病变，建议结合超声检查。

诊疗经过

完善支气管镜检查+组织活检（图 2-1），右主支气管开口处可见"菜花样"新生物，血供丰富；右肺上叶气管不可通过。充分止血后，于右主支气管开口处取组织 4 块，送病理科活检。患者有咯血症状，予以卡络磺钠氯化钠注射液 80 mg 静脉滴注，每日 1 次；注射用矛头蝮蛇血凝酶 1 U，滴斗入，每 12 小时 1 次，止血治疗；M-ROSE 提示大量混合菌感染，予以盐酸米诺环素胶囊 100 mg，口服，每日 2 次，进行抗感染治疗。

病理结果提示右主支气管开口腺性乳头状瘤。因患者仍有间断咯血的症状，故于全身麻醉下行支气管镜下气管病损氩等离子体凝固术（APC），患者术后病情稳定，咯血量明显减少，继续予以对症抗感染止血治疗。

患者出院后间断咳嗽，咳白色黏痰，痰中带少量血丝，伴胸闷气促、活动耐量降低。复查胸部 CT（图 2-2）：①双肺下叶多发肺大疱，右肺多发渗出实变，考虑感染；②右主支气管、右肺上叶及中间段支气管前壁增厚并呈结节样突起，建议做纤维支气管镜检查；③双肺下叶多发结节；④主动脉钙化，冠状动脉散在钙化斑；⑤甲状腺右叶低密度灶。电子支气管镜检查：右主支气管及右肺上叶、中叶见支气管新生物。

患者再次于我院住院治疗，复查胸部增强CT（图2-3）：右肺上叶后段结节较前明显增大，行经皮肺穿刺活组织检查术，取出组织进行病理活检并送基因检测，病理检查结果提示肺腺癌。首先予以1周期培美曲塞二钠0.85 g（按体表面积500 mg/m² 计算，应给予875 mg）联合卡铂注射液500 mg进行全身化疗。患者PD-L1表达65%，未匹配到合适的靶向药物，回当地医院予以免疫检查点抑制剂信迪利单抗注射液，治疗后患者咯血减少，精神状态较前好转，右肺上叶后段病灶较前略缩小。

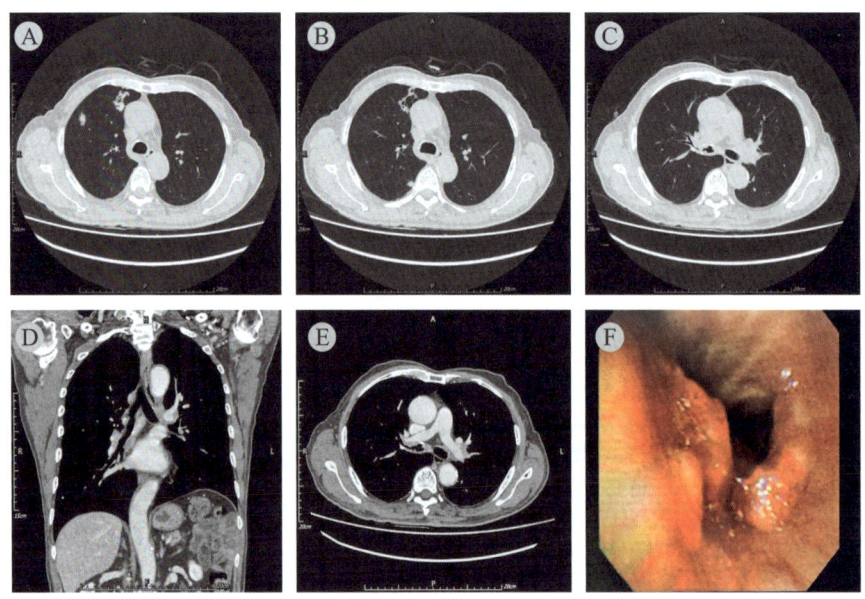

图2-1 胸部CT及支气管镜检查（2023-04-12）

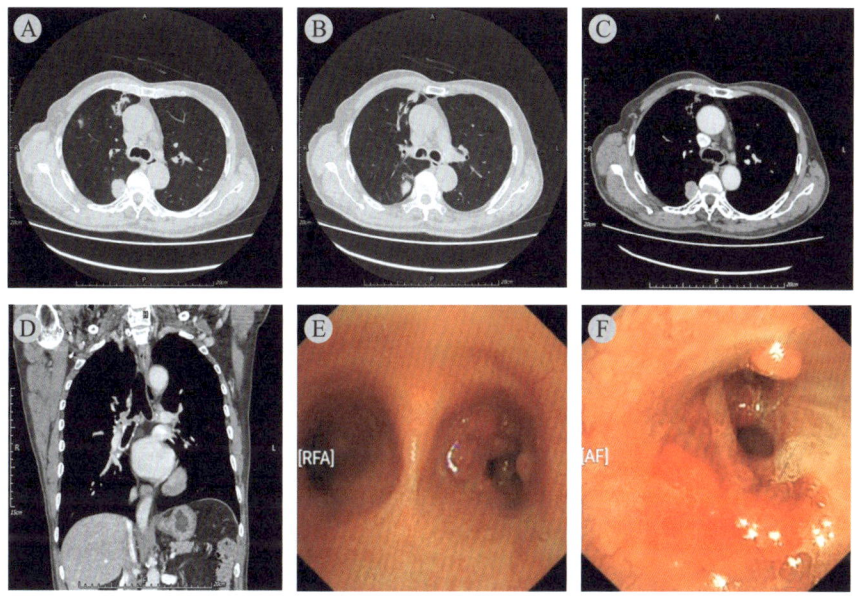

图 2-2　复查支气管镜和胸部 CT（2023-06-28）

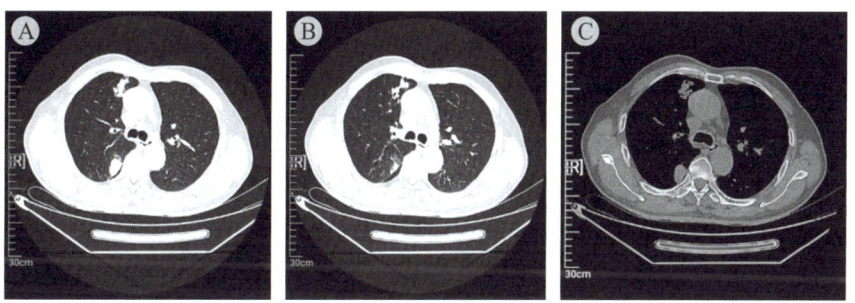

图 2-3　复查胸部增强 CT（2023-08-11）

最终诊断

腺性乳头状瘤合并肺腺癌。

述评

腺性乳头状瘤（GP）是非常罕见的肺上皮性良性肿瘤，它与鳞状细胞乳头状瘤、混合性鳞状细胞（又称为腺鳞混合型乳头状瘤，MSGP）同属肺乳头状瘤。根据文献报道其每年的发病率约为 3.95/100 000，其中腺性乳头状瘤最罕见、发病率最低。腺性乳头状瘤可发生于支气管内或肺实质内（孤立性周围型纤毛腺性乳头状瘤，SPCGP）。国内外研究显示，GP/SPCGP 的报道较少，属于罕见病变。

临床症状：咳嗽、咳痰、咯血、咳出坏死物，呼吸困难、支气管哮喘等。

影像学表现：①单发乳头状瘤位于气管，可见支气管管腔内结节，大小不一，具有良性肿瘤形态学表现，增强扫描可见明显强化，阻塞支气管后可引起阻塞性改变；②多发乳头状瘤位于气管，可见支气管管腔内大小不一、圆形、类圆形的结节，当支气管阻塞时，可见阻塞性炎症、肺不张等改变。肺内多发病灶沿支气管分布，中下肺野多见，可表现为小叶中心性增高磨玻璃结节影或密度均匀的软组织结节和囊性结节影；也可表现为洞壁光滑的薄壁空洞，部分空洞与支气管相通，病灶周围光整清晰，无炎性浸润性病灶。

肿瘤通常呈外生性生长，形成乳头状或息肉样结构，直径多在 1～2 cm，边界清晰。镜下表现：①肿瘤由纤维血管轴心构成的乳头状结构组成，表面被覆单层或假复层柱状上皮，部分病例可见纤毛；②腺体分化明显，腔内可能含有黏液或浆液性分泌物；③间质可能出现玻璃样变、黏液样变性或炎症细胞浸润。免疫组化：上皮细胞通常表达 CK7、TTF-1（甲状腺转录因子-1）等标志物。基底细胞可能表达 p40、CK5/6 等。NapsinA 通常为阴性，有助于与其他类型的肿瘤鉴别。分子病理：不伴有 HPV 感染。可能伴有 KRAS、BRAF V600E、AKT1 等基因突变，提示肿瘤的发生与 MAPK 或 PI3K/AKT 信号通路异常有关。

气管腺性乳头状瘤虽然是良性肿瘤，但由于其生长部位特殊，气道内广泛分布乳头状瘤可能造成呼吸困难、阻塞性肺炎等症状，引起气道阻塞进而导致患者死亡；其有易复发性及侵袭性，不完全切除的话可能复发，患者需要进行多次手术治疗。治疗方法首选外科手术完整切除肿瘤组织，按照肿瘤从小到大，依次选用局部气管肿瘤切除、肺段切除和肺叶切除。在腔内切除后，常需多次进行残余组织的清除及定期随访复查支气管镜或影像学检查。对于气道堵塞严重的患者，也可进行硬质气管镜下的介入治疗（氩气刀、CO_2 冷冻是支气管镜下切除肿瘤的有效介入方法）。因气道乳头状瘤病变多样，多合并附壁生长，故镜下多需采用氩气刀联合 CO_2 冷冻和硬镜铲切等治疗方法。目前关于药物治疗的报道较少，肿瘤累及气道或有多个病变部位的患者，若需反复行镜下处理，建议联合药物治疗，包括应用免疫调节剂和抑制 HPV 复制、增殖的药物，如干扰素等。

本例患者咯血时间长，并逐渐出现胸闷、气短、活动耐量降低的情况，入院后予以电子气管镜检查确诊腺性乳头状瘤，此疾病可导致咯血、呼吸困难等症状，属于肺部及气道内少见的良性肿瘤。查阅文献，发现患者临床症状及影像学检查与之相仿，故第一次住院明确病理后予以全身麻醉下支气管镜病损氩等离子体凝固术，患者气道内肿瘤清除后临床咯血症状缓解，家属要求出院。出院后患者仍间断咯血，并出现活动耐量降低，于当地医院复查胸部 CT 提示右肺上叶病灶明显增大，再次于我院住院治疗。因腺性乳头状瘤易复发，入院后拟行支气管动脉栓塞术及氩等离子体凝固术。考虑部分病灶进展迅速，对该增长迅速的病灶行经皮肺穿刺活检明确是否合并恶性病变，最终肺穿刺病理明确了此患者为临床罕见肺恶性肿瘤（肺腺癌）合并气道内良性腺性乳头状瘤，送检基因检测 PD-L1 免疫高表达（65%），患者于当地医院行免疫检查点抑制剂信迪利单抗 200 mg 对症治疗 1 周期，后复查肺部病灶稳定，部分略缩小，但气道内乳头状瘤仍在继续进展，患者仍有咯血症状，建议患者再次进行镜下治疗，可尝试加用干扰素。

（张蕊　保鹏涛）

参考文献

[1] KOSMIDIS M, RODRIGUEZ R, NIERHOFF N, et al. A rare cause of chronic cough: solitary glandular papilloma of the lung[J]. Clin Respir J, 2015, 9（4）: 487-488.

[2] KASEDA K, HORIO H, HARADA M, et al. Solitary glandular papilloma of the peripheral lung: a report of two cases[J]. World J Surg Oncol, 2014, 12（1）: 149.

[3] WU C W, CHEN A, HUANG T W. Diagnosis and management of glandular papilloma of lung: a case report[J]. World J Clin Cases, 2020, 8（6）: 1104-1107.

[4] SASAKI E, MASAGO K, FUJITA S, et al. AKT1 mutations in peripheral bronchiolar papilloma: glandular papilloma and mixed squamous cell and glandular papilloma is distinct from bronchiolar adenoma[J]. Am J Surg Pathol, 2021, 45（1）: 119-126.

[5] 王洪武, 李冬妹, 张楠, 等. 硬质气管镜治疗 810 例次呼吸道病变的疗效分析[J]. 中华结核和呼吸杂志, 2013, 36（8）: 626-627.

[6] 王洪武, 李冬妹, 张楠, 等. 2426 例次硬质气管镜的临床应用[J]. 国际呼吸杂志, 2017, 37（3）: 194-197.

[7] 王洪武, 周云芝, 邹珩, 等. 硬质气管镜结合可弯曲性支气管镜治疗大气道内肿瘤[J]. 中国肺癌杂志, 2009, 12（2）: 139-142.

病例 3
肺上皮样血管内皮细胞瘤

病历摘要

【基本信息】

患者男性，57岁。患者于2020年4月出现咳嗽、咳痰，呈阵发性咳嗽，咳少量白痰，偶有痰中带血丝，血量少许，呈鲜红色，咳嗽剧烈时可出现胸闷、气短，于当地县医院就诊。完善胸部CT提示肺部占位（资料未携带，具体不详），口服中草药治疗9个月，坚持每日步行锻炼12 km，其间患者偶有痰中带血，量不多。患者于2021年4月出现活动后胸闷、气短，复查胸部CT提示肺部病灶较前增大（资料未携带，具体不详），患者仍继续口服中草药治疗7个月，每日步行锻炼10 km。患者于1月余前出现咯血，量较前增多，咯血量1天最多可达40～50 mL，呈鲜红色血液伴血凝块，患者未就医诊治。1周前突然出现呼吸困难，站立时呼吸困难明显，平卧位或左侧卧位呼吸困难可减轻，以呼气性呼吸困难为主，步行活动耐量明显下降，伴剧烈咳嗽、咳痰，呈高调金属音，咳少许白痰，痰液不易咳出，偶流清涕，无明显鼻塞。于2021年12月22日就诊于当地医院，完善胸部CT提示主支气管内占位，右肺上叶不张，双肺散在斑片影及结节影。2021年12月24日患者主因"间断痰中带血1年余，呼吸困难1周"入我院治疗。

既往史：2015年因左肾恶性肿瘤行左肾切除术。

个人史：吸烟史10余年，每日吸烟1～2支，戒烟20余年。

【入院查体】

体温36.8 ℃，脉搏70次/分，呼吸20次/分，血压115/59 mmHg。胸廓对称无畸形，局部无隆起及凹陷，胸壁静脉无扩张，胸骨无压痛。双侧乳房对称，无异常。呼吸正常，胸式呼吸。呼吸动度两侧对称，触觉语颤正常，两侧对称，未触及胸膜摩擦感。右肺上叶叩诊呈实音，右肺上叶呼吸音消失，右肺中下叶呼吸音低，左肺下叶呼吸音粗，未闻及明显干湿性啰音。双下肢无水肿。

【辅助检查】

血常规：WBC 6.30×10^9/L，RBC 4.7×10^{12}/L，HGB 131 g/L，PLT 227×10^9/L，MONO% 9.80%，CRP 39.11 mg/L。血生化：GLU 7.22 mmol/L，A/G 1.13，AMY 10.5 IU/L，余正常。凝血功能：FIB 5.45 g/L，余正常。BNP、肌酸激酶同工酶（CK-MB）、高敏肌钙蛋白Ⅰ、Myo均正常。

胸部CT（图3-1）：主支气管内占位，右肺上叶不张，双肺散在斑片影及结节影，考虑恶性肿瘤可能性大。

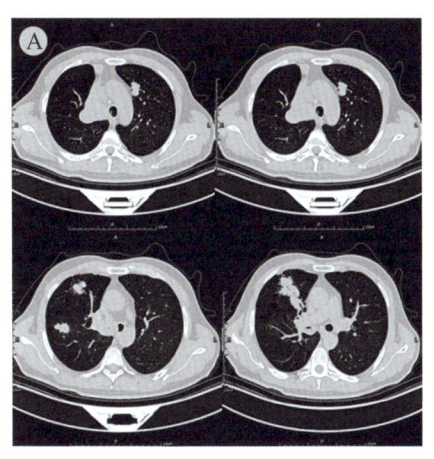
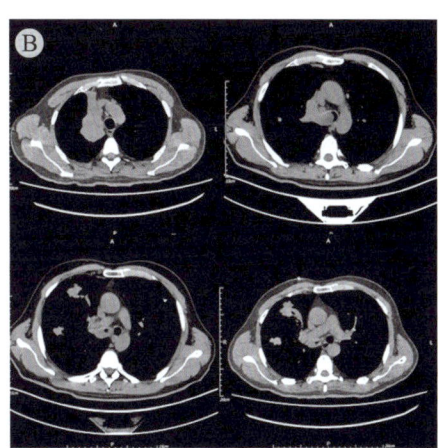
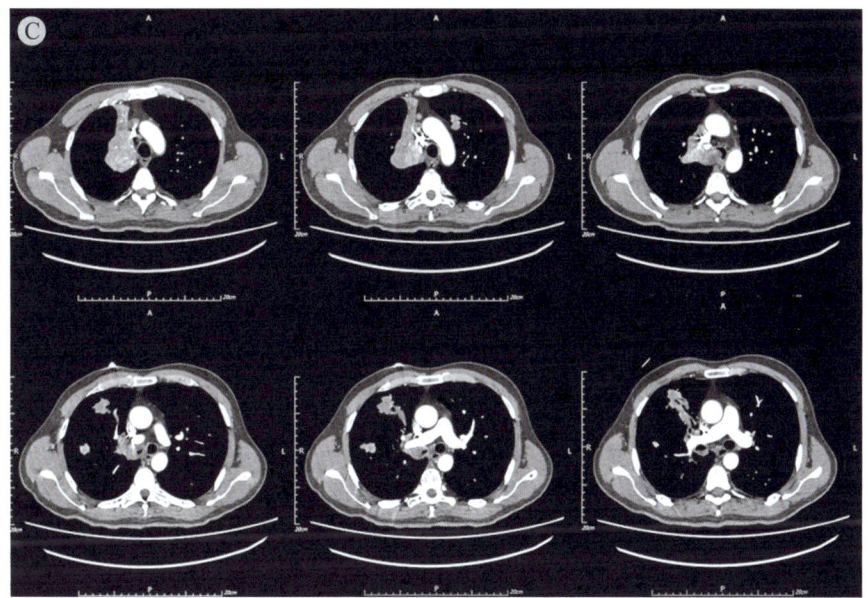

图 3-1　入院时胸部 CT（2021-12-24）

诊疗经过

患者入院后予以注射用舒巴坦钠、注射用头孢唑肟钠及盐酸溴已新葡萄糖注射液进行抗感染及化痰治疗。2021年12月24日完善电子支气管镜检查，结果显示右主支气管开口处新生物。活检病理：（支气管）坏死组织，未查见明确恶性证据。于2021年12月28日行支气管动脉灌注化疗：卡铂300 mg+吉西他滨0.8 g；用聚乙烯醇（350～560 μm）颗粒行动脉栓塞。分别于2021年12月29日、2022年1月12日两次行经硬质支气管镜右主支气管肿物部分切除术，术后完善胸部增强CT，见图3-2。术后病理结果：（右主支气管气道）黏膜上皮鳞状上皮化生，黏膜下梭形细胞增生显著（部分SMA+），伴有黏液变性及出血坏死，可见较多不规则的血管腔隙，部分上皮样细胞增生（CK+，TTF1-）明显，有轻度异型性，个别细胞核大，核分裂象少见，考虑为上皮样血管内皮细胞瘤（交界性肿瘤，可恶变）。外院病理会诊结果显示低度恶性肿瘤，符合上皮样血管内皮瘤。于2022年1月7日行CT引导下经皮肺穿刺活检，病理结果：（右肺穿刺组织）上皮样血管内皮细胞瘤（交界性肿瘤）。完善PET/CT检查（图3-3）：①右侧主支气管、右肺上叶支气管及右肺上叶肿块伴FDG摄取增高影，右肺中叶、右肺下叶、左肺上叶多发不规则结节及肿块影，FDG摄取明显增高，符合上皮样血管内皮瘤；右肺上叶阻塞性肺不张。②双肺下叶多发片状磨玻璃影，考虑感染性病变，建议抗感染治疗后复查。③左肾切除术后改变。④脑部PET/CT检查未见明显异常代谢征象。完善基因检测及肿瘤耐药检测提示POLEexon37c.4872G＞Ap.W1624；突变丰度1.32%。结合患者基因检测结果，2022年2月15日开始予以"信迪利单抗注射液200 mg"行免疫治疗，同时予以"西罗莫司片2 mg，每日1次"治疗至今，已行5次免疫治疗，复查胸部CT提示病灶稳定（图3-4）。

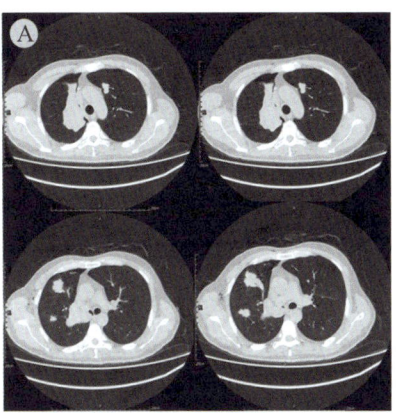
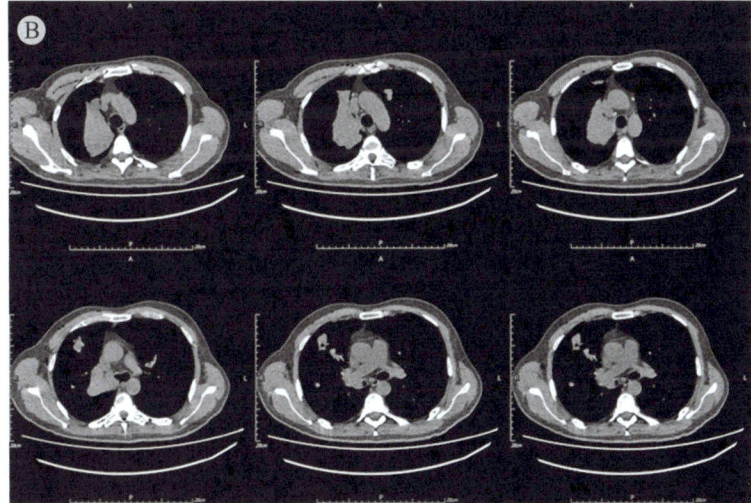
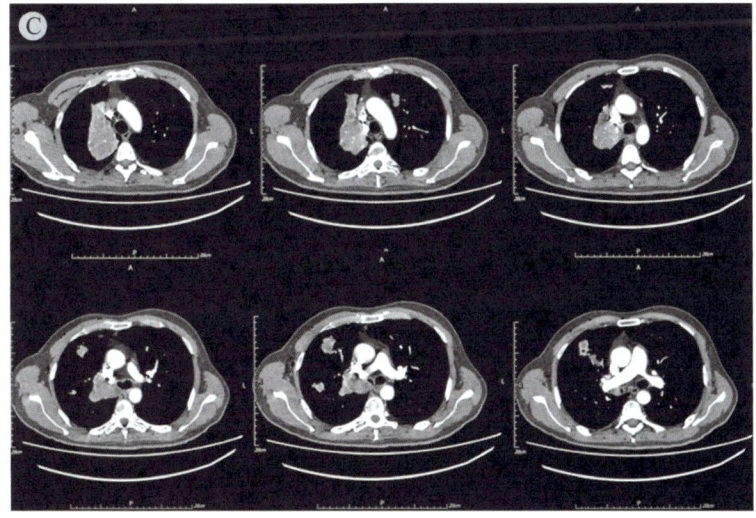

图 3-2　术后胸部增强 CT

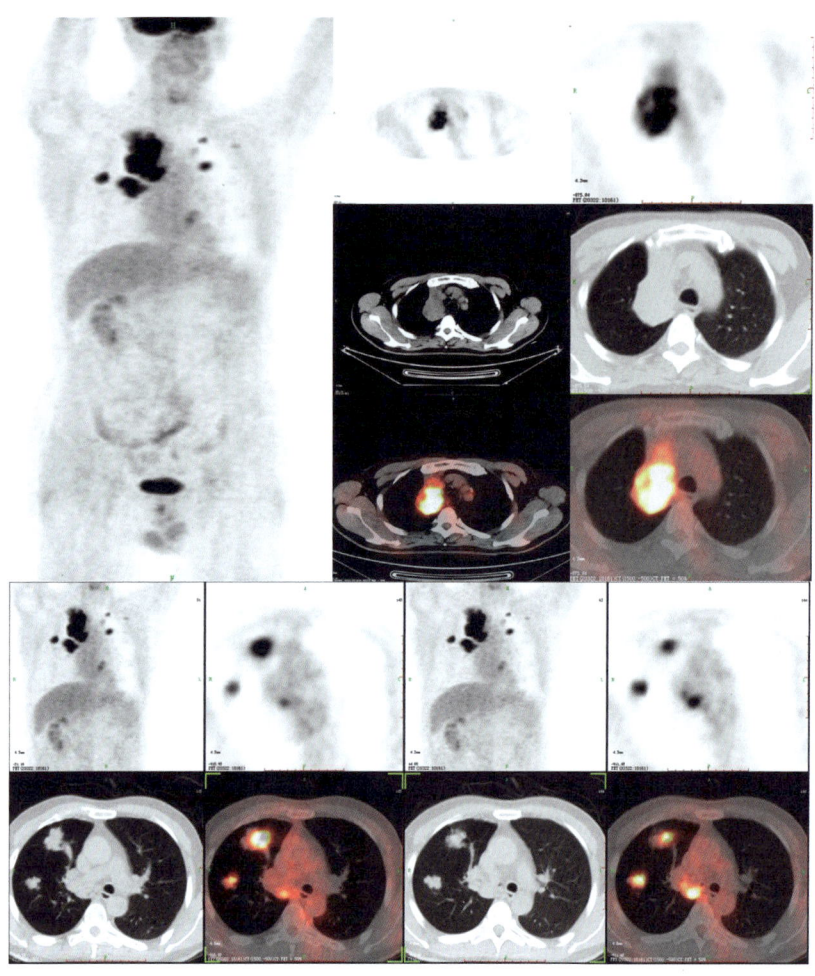

图 3-3 PET/CT

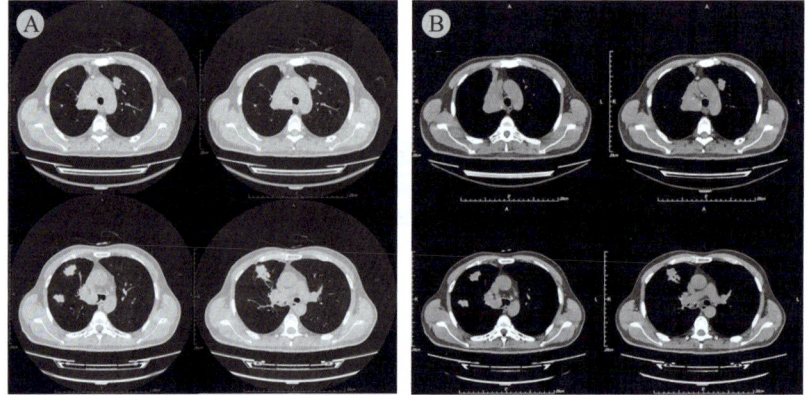

图 3-4 复查胸部 CT

最终诊断

肺上皮样血管内皮细胞瘤。

述评

上皮样血管内皮瘤（EHE）是一种罕见的血管肿瘤，起源于血管内皮细胞。发病率不足 0.0001%，在所有血管肿瘤中占比不到 1%。可发生于身体多个部位，以软组织（四肢）、骨骼、肝脏和肺为主。1975 年，Dail 和 Liebow 首次报道该病，由于病灶侵犯邻近的血管和小气道，故称其为血管内细支气管泡瘤（IVBAT）。1978 年，Corrin 等通过免疫组化技术证实了肿瘤细胞是从内皮细胞系分化而来。1982 年，Weiss 和 Enzinger 将 IVBAT 更名为 EHE，其恶性程度介于完全良性的血管瘤和高度恶性的血管肉瘤之间。2015 年，世界卫生组织在肺部肿瘤分类中明确将 EHE 归类为低级别至中等级别恶性血管肿瘤，具有潜在转移能力。肺上皮样血管内皮细胞瘤（PEHE）的女性患者占比约为 80%，发病年龄在 40 岁左右，而胸膜 EHE 在男性患者中更常见。该病通常好发于中青年患者，但也报道过儿童和老年人的病例，受累年龄范围较广（7～83 岁）。

可能的患病机制：①通过单核细胞趋化蛋白-1 刺激内皮细胞的血管生成而促进肿瘤的发展；② t（1；3）（p36；q25）易位；③慢性巴尔通体杆菌感染。巴尔通体杆菌侵入人体后诱导红细胞和内皮细胞长期感染，进而诱导血管内皮生长因子的产生，最终引起血管内皮细胞增殖。

实验室检查：缺乏特异性，近 50% 的患者没有任何症状，大多数是在体检时偶然发现。这种罕见的血管肿瘤的临床表现会因肿瘤位置不同而不同。当 EHE 骨转移时，发生病理性骨折的风险将较高，如果骨折发生在椎骨，会使脊柱受压，从而导致感觉异常、肌力减弱甚至截瘫。

影像学检查：胸部 CT 表现为肺部多发结节灶，主要分布在双肺下叶，呈低密度；结节通常位于中小型血管和支气管附近，直径可达 2 cm，但大多数小于 1 cm，有时会发展成孤立的肺结节，直径可达 5 cm；肺门、纵隔淋巴结肿大，小叶间隔增厚和胸腔积液等。胸部增强 CT 检查可显示肿瘤全貌和血供之间的关系。^{18}F-FDG-PET 检查在评估肺结节葡萄糖代谢状况、寻找原发病灶或其他转移灶、精确定位病灶的高代谢部位方面都具有显著优势，而标准摄取值（SUV）则可作为制订 PEHE 患者治疗方案的指标，具有重要价值。

病理表现：镜下观，结节分带明显，结节周边细胞丰富，而结节中央则细胞稀少，同时伴有凝固性坏死、玻璃样变、淀粉样变、钙化甚至骨化。

治疗：EHE 的治疗方法各不相同，主要取决于肿瘤受累部位和转移情况、疾病程度、个体因素。针对无任何症状的患者，经活检确诊为 PEHE 后，每 3～6 个月定期随访观察可获得较好预后，临床试验结果显示随访 5～15 年，一部分结节会自行消失和减小。若病灶小且结节数量有限，手术是首选的治疗方法，尤其对于单侧单发性或多发性结节的 PEHE 患者而言，手术完全切除可达到最佳的治疗效果，肺楔形切除术与解剖性肺叶切除术具有相同的生存率。但目前由于发生淋巴结转移的患者较少，肺门、纵隔淋巴结清扫的预后价值仍不清楚。随着胸部微创技术的迅速发展，胸腔镜也成为一种有效的手术方法。相关文献表明，免疫

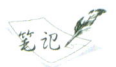

治疗联合他克莫司，可有效缩小病灶范围，改善患者预后。

本例患者病灶阻塞右主支气管，严重影响患者生活质量，治疗上首选手术治疗，改善患者通气功能，明显缓解了患者症状，改善了生活质量。在控制病情方面，结合基因检测结果首先给予免疫检查点抑制剂治疗，同时参考文献给予"西罗莫司"口服治疗。定期复查病情稳定。

（田芳芳　保鹏涛）

参考文献

[1] 倪海春，谢永辉，章宏峰. 肺上皮样血管内皮瘤4例临床病理观察[J]. 临床肿瘤学杂志，2023，28（9）：836-841.

[2] 郭志福，姚小鹏，李强，等. 肺上皮样血管内皮瘤一例并文献复习[J]. 中华结核和呼吸杂志，2003，26（10）：53-56.

[3] 王颖奕，梁远凤，王光宪. 肺上皮样血管内皮瘤的CT特征及临床分析[J]. 中华肺部疾病杂志（电子版），2021，14（4）：462-465.

[4] 倪志文，黄绥丹，蒙虹伽，等. 肺上皮样血管内皮瘤的CT及PET/CT表现[J]. 中国临床医学影像杂志，2021，32（2）：100-103.

[5] 陈婷婷. 肺上皮样血管内皮瘤临床特征、诊断、治疗及预后分析[J]. 芜湖：皖南医学院，2019.

[6] 李双凤，刘绍霞，李金红，等. 肺上皮样血管内皮瘤1例并文献复习[J]. 中华肺部疾病杂志（电子版），2014，7（2）：235-236.

[7] 唐文军，王名法，吕晓婷，等. 安罗替尼治疗肺上皮样血管内皮瘤2例并文献复习[J]. 癌症进展，2023，21（11）：1273-1276.

[8] WEISS S W, ENZINGER F M. Epithelioid hemangioendothelioma: a vascular tumor often mistaken for a carcinoma[J]. Cancer，1982，50（5）：970-981.

[9] GERAMIZADEH B, ZIYAIAN B, DEHGHANI M, et al. Prolonged hemoptysis caused by primary pulmonary epithelioid hemangioendothelioma: a case report and review of the literature[J]. Iran J Med Sci，2014，39（Suppl 2）：223-227.

[10] ROSENBERG A, AGULNIK M. Epithelioid hemangioendothelioma: update on diagnosis and treatment[J]. Curr Treat Options Oncol，2018，19（4）：19.

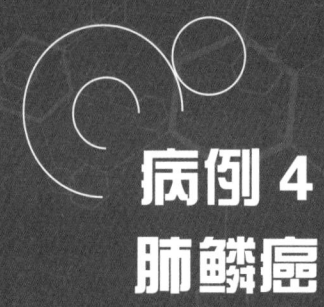

病例 4
肺鳞癌

病历摘要

【基本信息】

患者男性，59岁，办公室职员。患者因气短、痰中带血于2023年1月20日就诊于当地医院，查胸部增强CT，提示右肺下叶背段软组织结节；右肺门软组织影增多，右肺中叶支气管截断，考虑为恶性；纵隔及右肺门多发肿大淋巴结，考虑淋巴结转移；右肺下叶多发小叶间隔增厚，考虑癌性淋巴管炎；双肺散在微小结节。2023年1月29日因"肺鳞癌"入我院治疗。

既往史：高血压30年，血压最高160/90 mmHg，口服苯磺酸氨氯地平片，血压控制尚可；否认手术史、外伤史、输血史；否认药物、食物过敏史。

个人史：吸烟史30年，每日吸烟约1盒，已戒烟2个月；饮酒30余年，已戒酒2个月。

【入院查体】

体温36.5℃，脉搏80次/分，呼吸19次/分，血压125/75 mmHg。全身皮肤黏膜未见黄染及皮疹，全身浅表淋巴结未触及肿大。ECOG评分0分，NRS评分0分。呼吸动度两侧对称，触觉语颤两侧对称，未触及胸膜摩擦感。双肺叩诊呈清音，两肺呼吸音粗，未闻及干湿性啰音。

【辅助检查】

血清肿瘤标志物：CA50 84.47 U/mL，CA12-5 90.56 U/mL，CA15-3 55.60 U/mL，余未见异常。血气分析（未吸氧）：pH 7.43，PO_2 95 mmol/L，PCO_2 33 mmol/L，SO_2 99%。血常规、肝肾功能、心肌酶均正常。

2023年1月30日行PET/CT检查（图4-1）：①右肺中叶支气管开口处软组织影，FDG摄取增高，考虑恶性肿瘤；右肺下叶叶间胸膜下结节，转移不除外；纵隔1R、2R、4R、7区、8R及右肺门淋巴结转移。②右肺上叶前段、左肺上叶尖后段微小结节；右肺中叶不张，左肺下叶及舌叶膨胀不全；右肺下叶静脉肺水肿，双肺间质性改变。③左侧肾上腺结节，考虑腺瘤可能；前列腺肥大伴钙化。④T_{12}椎体骨岛形成，脊柱退行性改变。⑤脑部PET/CT检查未见明显异常代谢征象。

电子支气管镜检查：右肺中叶肿物堵塞（取病变组织3块送活检），病变表面血管怒张，余右肺各级支气管未见异常。病理结果显示（右肺中叶）穿刺组织内见癌。免疫组化病理结果显示（右肺中叶病变穿刺）低分化癌，结合免疫组化染色结果，倾向鳞癌；癌细胞 CK5（部分+），p40（部分+），CK7（+），NapsinA（-），TTF-1（-），CD56（部分+），CgA（-），Syn（-），Brg-1（+），Ki-67（+60%），ALK（-），PD-L1（TPS 50%）。

驱动基因检测：*ROSE1*（丰度 4.91%），*TP53*（丰度 54.7%）。

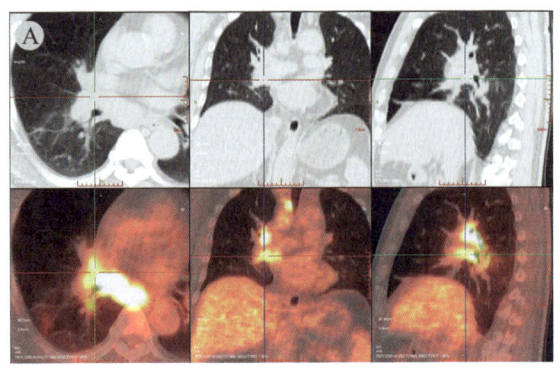
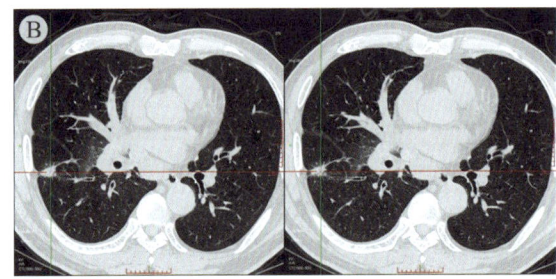
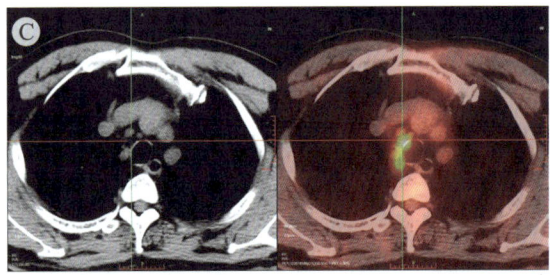
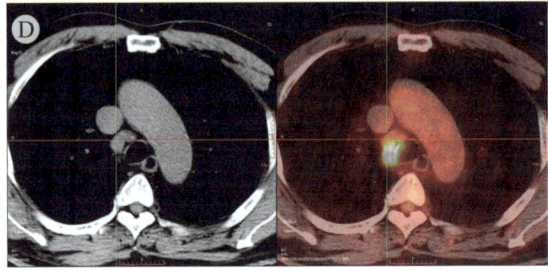

图 4-1 PET/CT（2023-01-30）

诊疗经过

予以洛拉替尼片（100 mg，每日1次）抗肿瘤治疗3个月。于2023年5月9日复查血清肿瘤标志物：CA15-3 26.27 U/mL，余未见异常。5月12日复查PET/CT（图4-2）：①右肺癌治疗后，与前片（2023-01-30）比较，原右肺中叶支气管开口处软组织影此次未见显示；右肺下叶胸膜下结节较前减小，未见异常放射性浓聚，考虑转移瘤治疗后无肿瘤活性；纵隔7区、8R及右肺门淋巴结转移较前减小，代谢明显减低；余1R、2R、4R区未见异常肿大淋巴结，未见异常放射性浓聚。②右肺上叶后段、下叶前外基底段、左肺上叶尖后段微小结节，较前未见明显变化；左肺下叶及舌叶膨胀不全；双肺间质性改变。肿瘤评估达到完全缓解。

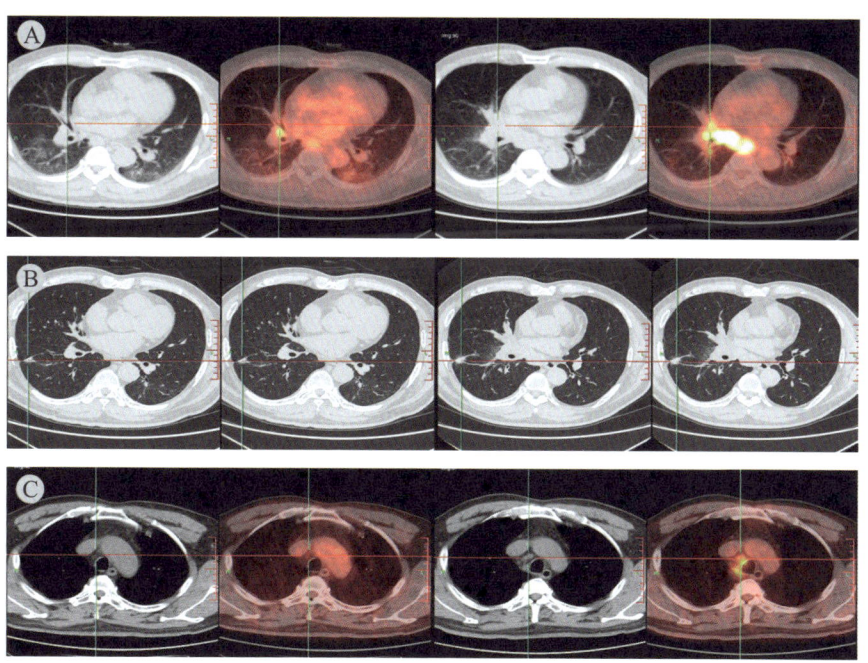

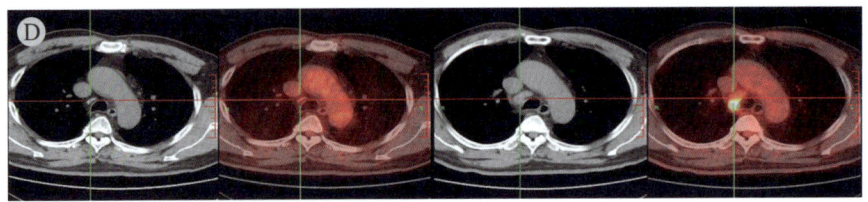

图 4-2　复查 PET/CT（2023-05-12）

最终诊断

肺恶性肿瘤（鳞癌，cT4N2M0，ⅢB 期）。

述评

肺癌是发病率及死亡率最高的肿瘤之一；吸烟是肺癌发病的公认危险因素，高危人群一定要定期体检，早诊断，早治疗。

肺癌分为非小细胞肺癌（NSCLC）及小细胞肺癌两大类，其中 NSCLC 占 85%。肺癌根据 TNM 分期临床分为 4 期，分期是影响肺癌患者预后最重要的因素之一。影像学检查及细胞病理学诊断是诊断肺癌的重要手段，同时，分子诊断对于治疗也具有重要的指导意义。

肺癌的治疗包括手术、放疗、化疗、分子靶向治疗及支持治疗，要根据患者的身体状况、肿瘤的病理类型、分子分型、侵犯范围（病期）和发展趋势，有计划地、合理地应用不同的治疗手段。

目前 NSCLC 的治疗已进入精准靶向治疗时代，一系列驱动基因相继被发现。*ROS1* 融合突变阳性是 NSCLC 的一种分子亚型，

东亚患者中 *ROS1* 融合突变阳性率为 2%～3%。在一项法国拓展性临床试验项目（IFCT-1803 LORLATU）中，80 例 *ROS1* 阳性的 NSCLC 患者接受洛拉替尼治疗，客观缓解率和疾病控制率分别为 45% 和 82%，中位无进展生存期和中位总生存期分别为 7.1 个月和 19.6 个月。本例患者为存在驱动基因 *ROS1* 阳性的肺鳞状细胞癌，予以洛拉替尼（100 mg，1 次 / 日）治疗 3 个月后达到完全缓解。

（千年松　徐宇飞）

参考文献

[1] BENDER E. Epidemiology: the dominant malignancy[J]. Nature, 2014, 513（7517）: S2-S3.

[2] 陆再英，钟南山. 原发性支气管肺癌[M] 内科学. 7 版. 北京：人民卫生出版社，2011.

[3] PAO W, GIRARD N. New driver mutations in non-small-cell lung cancer[J]. Lancet Oncol, 2011, 12（2）: 175-180.

[4] TSIM S, O'DOWD C A, MILROY R, et al. Staging of non-small cell lung cancer（NSCLC）: a review[J]. Respir Med, 2010, 104（12）: 1767-1774.

[5] DETTERBECK F C, BOFFA D J, TANOUE L T. The new lung cancer staging system[J]. Chest, 2009, 136（1）: 260-271.

病例 5
肺含铁血黄素沉着症

病历摘要

【基本信息】

患者男性，54岁，工人。2022年10月初受凉后出现咳嗽、咳痰，痰量较多，呈黄白色黏稠状，伴胸闷、气短，活动后症状略明显，夜间可以平卧，无发热、咯血、盗汗。2022年10月8日就诊于当地医院，查胸部CT提示双肺内可见斑片、条索影，纵隔多发肿大淋巴结影。超声提示双侧颈部、双侧腋窝、双侧腹股沟多发增大淋巴结。后在外院血液科门诊就诊，行右锁骨上淋巴结穿刺活检，病理结果提示穿刺少许淋巴组织，淋巴滤泡和淋巴窦可见，窦组织细胞增生显著伴含铁血黄素沉积。2022年10月25日PET/CT检查：①右侧颈部V区、双侧锁骨区、

双肺门及纵隔内、肝胃间隙多发增大淋巴结，部分密度略高，代谢增高；双肺多发小结节，部分边缘模糊，未见明显异常代谢。②双肺细支气管炎；双肺慢性炎症或纤维灶。11月2日于外院查抗CCP、ANA均阳性，11月3日行支气管镜检查、右肺上叶灌洗、4R组、7组淋巴结活检，于右肺下叶基底段、右肺上叶前段及后段盲检，于右肺黏膜中间段活检。组织病理检查结果：①右肺上叶、右肺下叶基底段少许肺组织及支气管黏膜组织呈慢性炎，间质纤维组织增生，部分肺泡腔内含铁血黄素沉积；②右中间干支气管黏膜少许组织呈慢性炎；③4R+7组淋巴结穿刺物涂片内见淋巴细胞及少许纤维组织伴含铁血黄素沉积。予以注射用甲泼尼龙琥珀酸钠40 mg，每日1次进行抗炎治疗，患者临床症状减轻，遂出院。出院后口服甲泼尼龙片，药量根据患者情况逐渐减至4 mg，每日1次。2023年2月7日复查胸部HRCT：①双肺斑片、索条、小结节状影，较前进展；②双肺门、纵隔多发肿大淋巴结，部分较前增大。

2023年3月3日于我院病理科会诊，病理会诊结果：①右肺上叶、右肺下叶基底段少许肺组织及支气管黏膜组织、部分肺泡上皮增生，肺泡腔内可见少许色素；②右中间干支气管上皮黏膜慢性炎，上皮下纤维组织水肿；③4R+7组淋巴结在镜下可见纤维素样渗出物及少量挤压的淋巴组织，可见散在炭末沉积及肉芽肿结构；④右锁骨上淋巴组织增生性病变，以窦组织细胞增生为特征，并伴有含铁血黄素沉积。未见明确恶性肿瘤证据。

2023年3月16日，我院以"反复咳嗽、咳痰、胸闷、气短5月余"将此患者收入院治疗。

【入院查体】

体温36.5℃，脉搏80次/分，呼吸18次/分，血压120/60 mmHg。呼吸平稳，双侧呼吸动度均匀一致，肋间隙正常，触觉语颤正常，叩诊呈清音，听诊双肺呼吸音粗，双肺未闻及干湿性啰音，未闻及胸膜摩擦音。

【辅助检查】

血常规：WBC 7.61×10^9/L，NE% 77.0%，HGB 128 g/L，CRP 32.71 mg/L。血生化：肝肾功能、电解质均未见异常。LDH 313 IU/L，Fe 3.4 μmol/L，总铁结合力 44.7 μmol/L，均未见异常。血气分析（未吸氧）：pH 7.47，PO_2 69 mmHg，PCO_2 41 mmHg，SO_2 95%。结核分枝杆菌抗体试验、T-SPOT.TB结果均为阴性。C3、C4、免疫球蛋白定量及抗CCP、ANA、ANCA均为阴性。血清肿瘤标志物：CA12-5 55.32 U/mL，余未见异常。PCT＜0.05 ng/mL。ESR 31 mm/h。痰mROS：大量混合菌，杆菌多见，上皮细胞（2+），白细胞（+）。

入院后完善相关检查，颈部及锁骨上窝彩色多普勒超声提示右侧颈部及锁骨上窝多发淋巴结肿大（结构不清）。腋窝淋巴结、腹股沟淋巴结超声均未见明显异常肿大淋巴结。

诊疗经过

入院后予以注射用拉氧头孢钠2 g，静脉滴注，每12小时1次；注射用甲泼尼龙琥珀酸钠40 mg，每日1次，进行抗感染及其他止咳化痰、平喘等对症治疗。3月21日，行超声引导下锁骨上窝淋巴结穿刺取活检并做胸部增强CT（图5-1）：①双肺斑片、索条、小结节影，考虑感染可能，其他待排；②双侧颈根部、纵隔及肺门多发肿大淋巴结。活检病理结果：右锁骨上窝淋巴结组织见淋巴细胞增生，并见较多吞噬含铁血黄素细胞。行电子支气管镜灌洗，支气管肺泡灌洗液（BALF）细胞计数：肺泡巨噬细胞百分比4.22%，中性粒细胞百分比91.57%，余未见异常。BALF脱落细胞学检测：可见淋巴细胞、纤毛柱状上皮细胞及鳞状上皮细胞，未见肿瘤细胞。肺功能：通气功能基本正常，小气道功能障碍；弥散功能轻度减退。气道可逆试验呈阴性。患者接受治疗后临床症状逐渐减轻，复查感染指标、ESR均恢复正常，于2023年3月29日复查胸部CT（图5-2）：双肺斑片、索条、小结节影，左肺病灶较3月21日片有所吸收；双侧颈根部、纵隔及肺门多发肿大淋巴结，较前无明显变化。出院后继续给予甲泼尼龙片30 mg，口服，每日1次。

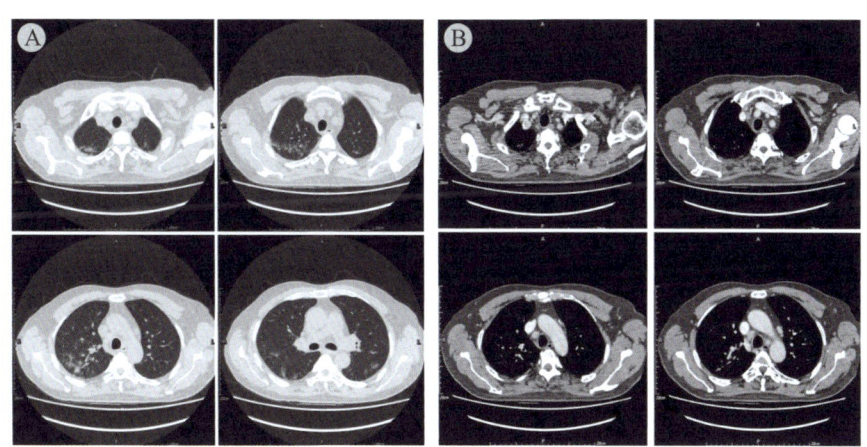

图5-1　胸部增强CT（2023-03-21）

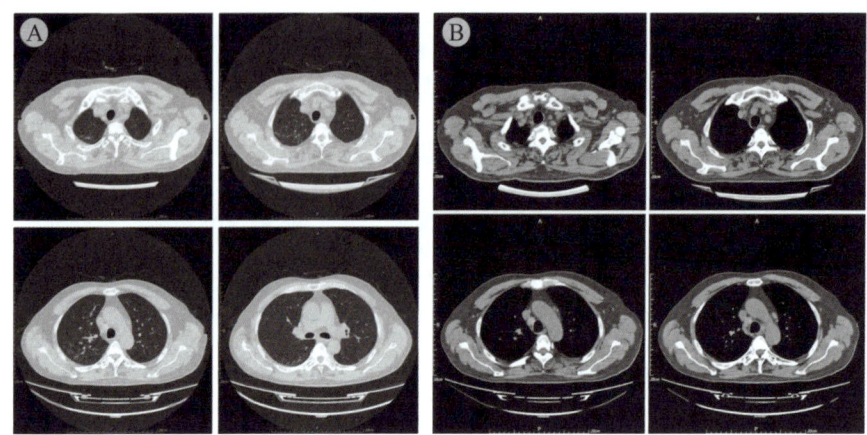

图 5-2　复查胸部 CT（2023-03-29）

最终诊断

肺含铁血黄素沉着症。

述评

肺含铁血黄素沉着症（PH）是指一种原因不明的弥漫性肺泡毛细血管出血性疾病，临床少见，多见于儿童，患者中有 15% 是超过 15 岁发病的，无家族性特征，在胃液或支气管肺泡灌洗液及肺活检标本中找到含铁血黄素细胞是该疾病鉴别诊断的重要标准。影像学上可分为片影型、隐匿型、网格结节型、混合纤维化型。特发性含铁血黄素沉着症缺乏特异性治疗方法，应仔细寻找病因，如过敏物。目前临床上认为尽早控制病情急性发作，是避免肺间质纤维化的关键，主要治疗思路为对症治疗，明确肺功能损害。治疗上可应用激素及免疫抑制剂来改善症状，但效果不确定。激素用量：注射用甲泼尼龙琥珀酸钠 0.5～1 mg/（kg·d），或等量口服，具体起始剂量、用药疗程、减量时间均应依据病情确定，暂无具体标准。糖皮质激素是首选的治疗药物，此外也可以考虑联合免疫抑制剂治疗，建议用药 1～1.5 年，过早停药可能造成病情反复。

（千年松　徐宇飞　杨永）

参考文献

[1] 文永钊，卫绮燕. 肺含铁血黄素沉积症患者临床影像学表现及治疗研究 [J]. 中国医药科学，2019，9（17）：155-157.

[2] KUWAHARA Y，TASHIRO H，TAKAHASHI K，et al. A 45-year-old woman with unexplained iron deficiency anemia and no respiratory symptoms[J]. Chest，2023，163（1）：e7-e11.

病例 6
肺毛霉菌病（一）

病历摘要

【基本信息】

患者女性，39岁，自由职业。于2022年1月初出现咳嗽、咳痰，痰不多，症状不重，无发热、胸痛、胸闷等不适，并未重视，未前往医院就诊。入院前1周患者突然于家中出现意识丧失，就诊于当地医院，完善头颅CT等未见异常。完善胸部CT：①右肺中、下叶支气管大部分闭塞伴远端肺组织实变不张、阻塞性炎症，右主气管内有不规则影；②右侧胸腔积液，左侧微量积液；③纵隔淋巴结轻度增大。血糖值超出高限，血酮体、尿酮体阳性。血气分析提示代谢性酸中毒，昏迷原因考虑为2型糖尿病伴酮症酸中毒。当地医院给予降糖、补液、抗感染等治疗后，患者意识恢复，血糖下降、酮体下降，但复查胸部CT变化不明显。为进一步检查及治疗肺部阴影，于2022年2月25日以"咳嗽、咳痰1月余"入我院治疗。

既往史：20余年前行阑尾炎手术，10余年前行剖宫产术。否认外伤史、输血史；否认药物、食物过敏史。

个人史：否认吸烟史。

家族史：母亲有糖尿病病史。

【入院查体】

体温36.5℃，脉搏80次/分，呼吸20次/分，血压120/80 mmHg。胸廓正常无畸形，右侧呼吸运动减弱，肋间隙正常，右侧触觉语颤减弱，右中下肺叩诊浊音，呼吸规整。双肺呼吸音略粗，右中下肺呼吸音低，少许湿性啰音。

【辅助检查】

血常规：WBC 7.40×10^9/L，RBC 5.3×10^{12}/L，PLT 618×10^9/L。血生化：ALT 12.5 U/L，AST 13.4 U/L，BUN 8.98 mmol/L，SCr 34.65 μmol/L，餐后血糖16.30 mmol/L，ALB 40.5 g/L，K 3.50 mmol/L。HbA1c 10.7%。血酮体（−），尿酮体（−）、尿糖（3+）。自身抗体谱、ANCA（−）。肿瘤标志物、甲状腺功能正常。T-SPOT.TB、X-pert试验（−）。G试验、GM试验（−）；PCT、CRP、ESR、IL-6正常。

支气管镜：右主气管狭窄并可见白色脓栓覆盖在气管表面，右肺中间段阻塞，气管镜不能通过。应用活检钳夹取，效果欠佳，故进行肺泡灌洗，同时于右肺中间段黏膜取活检送病理。新一代测序技术（NGS）提示链球菌及米根霉菌（序列数12）。病理提示支气管黏膜及软骨组织慢性炎伴急性炎，局部查及毛霉菌菌丝和孢子。

胸部CT（图6-1）：①右肺中下叶支气管大部分闭塞伴远端肺组织实变不张、阻塞性炎症；②右主气管内有不规则影，右侧胸腔积液，左侧微量积液；③纵隔淋巴结轻度增大。

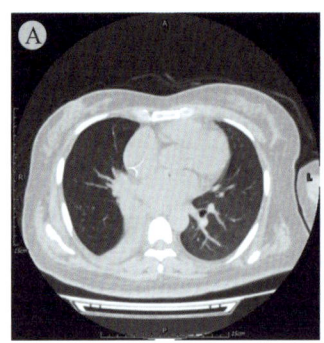 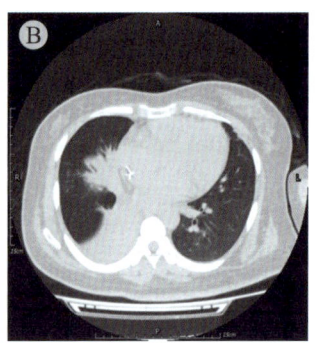

图 6-1　入院时胸部CT

诊疗经过

给予两性霉素B 12.5 mg，雾化吸入，每日2次；同时给予两性霉素B 25 mg，口服，每日1次，联合泊沙康唑口服混悬液10 mL，每日2次，进行抗毛霉菌治疗。给药后患者出现顽固性低钾血症，给予补钾效果欠佳。患者咳嗽、咳痰症状逐渐加重，调整治疗方案为泊沙康唑注射液300 mg，静脉滴注，每日1次。考虑患者支气管镜下可见脓栓，故于2022年3月11日在全身麻醉下行硬质支气管镜氩离子气道肿物消融术，术后1天复查胸部CT（图6-2）提示肺不张较前好转，患者咳嗽、咳痰的症状也较前好转。介入术1周后患者咳嗽、咳痰症状较前又加重，于术后10天复查胸部CT（图6-3）提示肺不张较前加重，支气管镜复查提示右主气管生成新的脓栓并靠近隆突。考虑患者进行内科治疗已大于2周且效果欠佳，遂联系胸外科会诊并于2022年3月23日行右肺中下叶联合肺切除术。术后继续给予泊沙康唑静脉滴注联合两性霉素B雾化治疗。因术后复查气管镜可见吻合口少许脓栓，间断予以两性霉素B镜下治疗。患者恢复良好，咳嗽、咳痰较前好转，于2022年4月19日出院。嘱患者出院后继续口服泊沙康唑肠溶片300 mg，每日1次，并定期到门诊随访复查。2022年5月30日复查胸部CT（图6-4）提示右肺中下叶缺如，右侧胸腔积液。患者目前无明显咳嗽、咳痰，爬6层楼无明显胸闷、气短。

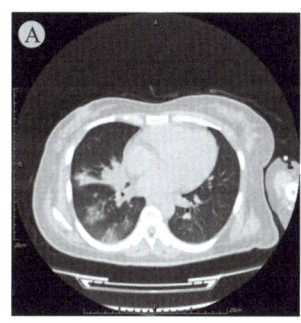
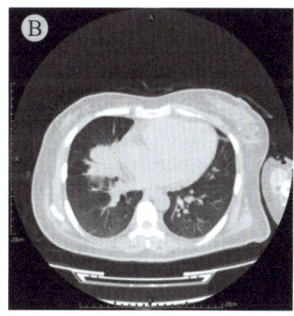

图6-2　术后1天胸部CT

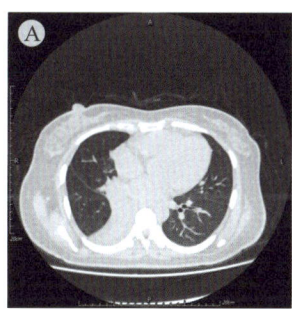
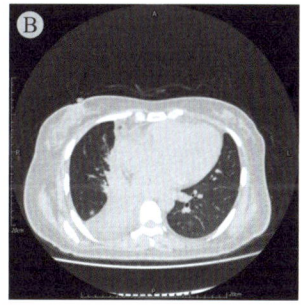

图6-3　术后10天胸部CT

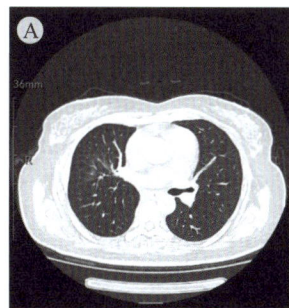
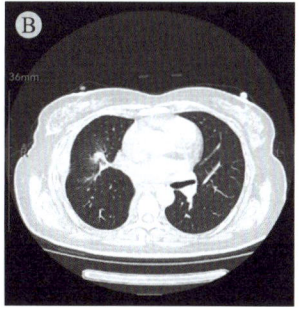

图6-4　术后2月余复查胸部CT

最终诊断

肺毛霉菌病。

述评

肺毛霉菌病是一类在免疫功能低下患者中发生的机会性真菌感染，是由毛霉菌目下的根霉菌属、毛霉菌属、根黏菌属、梨头霉菌属、被孢霉菌属及丝状霉菌属引起的一种急性化脓性疾病，该病发病急、进展快、病死率极高，慢性感染少见。临床上以毛霉菌和根霉菌较为常见。血液系统恶性肿瘤、器官移植术后使用免疫抑制剂、长时间使用皮质类固醇激素、血糖控制不良是肺毛霉菌病的高危因素。组织浸润、血栓形成和组织坏死是毛霉菌病的病理特征性改变。肺毛霉菌病的症状无特征性，一般起病呈急性或亚急性，临床及实验室检查无特异性。最为常见的影像学表现为进行性、均质性肺叶或肺段实变。有影像学统计提示肺毛霉菌病所有病变均沿血管气管束分布，病灶最常累及右肺下叶。形态以双侧多发实变、结节团块影常见。肺毛霉菌病也可出现肺不张、胸腔积液和纵隔淋巴结肿大的临床表现。

毛霉菌病是通过真菌病原学和组织病理学确诊的，患者 G 试验、GM 试验等常为阴性。该疾病的治疗原则为及时开始有效的抗真菌治疗，积极手术清除坏死病灶。目前，临床上被推荐用于治疗毛霉菌病的药物主要有两性霉素 B 及其脂质制剂、艾沙康唑和泊沙康唑等。欧洲医学真菌学联合会（ECMM）指南指出如果有条件进行手术治疗则强烈建议手术干预，同时推荐使用大剂量两性霉素B脂质体进行一线治疗，其每天使用剂量推荐为5～10 mg/kg。由于两性霉素B脂质体价格较昂贵，所以更多时候会使用两性霉素B进行治疗，两性霉素B的常用日剂量是0.7～1 mg/kg。艾沙康唑和泊沙康唑则被推荐作为毛霉菌病挽救治疗的首选药物。清创手术是肺毛霉菌病治疗的关键。由于毛霉菌极易阻塞局部血管和支气管，药物很难在病灶部位达到较高浓度，单纯进行内科治疗效果不理想，所以有人认为两性霉素B应用2周症状仍无改善的患者，应早期进行手术干预，切除病灶。还有人认为肺毛霉菌病是一种外科急症，一旦确诊，应立即进行手术治疗。手术联合抗真菌治疗能显著提高患者的生存率，接受手术治疗的患者死亡率比单独抗真菌治疗有显著降低。

本例患者肺毛霉菌病诊断明确，入院后给予两性霉素B联合泊沙康唑治疗，内科治疗效果欠佳，给予呼吸介入治疗后症状一度好转但很快又复发，故及时联系胸外科给予手术切除。常规肺毛霉菌感染手术切除范围应扩大一些，但因患者比较年轻，基础病为糖尿病，为最大保护患者肺功能，提高患者生活质量，最终确定手术切除范围为右肺中下叶，并且通过术后的巩固治疗，保住了患者的右肺上叶。目前该患者生活质量未受到影响，恢复良好。

在本病例中需要注意，肺毛霉菌感染可以隐匿起病，无典型临床症状，该病预后与患者基础疾病有关，另外也要随病情变化及时调整合适的治疗方案。治疗过程中应密切关注两性霉素B的低钾血症等副作用。如果内科治疗效果欠佳，可考虑介入治疗和外科治疗，手术介入时机不宜太晚，以免延误病情。

（汤丽萍　赵卫国）

参考文献

[1] CORNELY O A，ALASTRUEY-IZQUIERDO A，ARENZ D，et al. Global guideline for the diagnosis and management of mucormycosis：an initiative of the European Confederation of Medical Mycology in cooperation with the Mycoses Study Group Education and Research Consortium[J]. Lancet Infect Dis，2019，19（12）：e405-e421.

[2] RODEN M M，ZAOUTIS T E，BUCHANAN W L，et al. Epidemiology and outcome of zygomycosis：a review of 929 reported cases[J]. Clin Infect Dis，2005，41（5）：634-653.

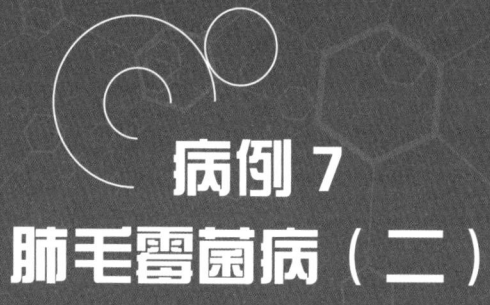

病例 7
肺毛霉菌病（二）

病历摘要

【基本信息】

患者男性，65岁。2个月前感染新冠病毒后自觉胸闷、气短，活动后明显，轻微咳嗽，干咳无痰。40天前夜间突然出现阵发性呼吸困难，于2022年12月28日就诊于当地医院查胸部CT，提示双肺未见明确占位性病变，给予抗感染治疗10天（具体药物及剂量不详）后症状逐渐加重。于2023年1月8日复查胸部CT提示右主支气管狭窄，2023年1月20日、2023年2月1日行2次支气管镜检查，均见右主支气管开口狭窄，可见新生物。病理活检结果提示：黏膜慢性炎症及炎性坏死。2023年2月10日患者主因"胸闷、气短2个月"入我院治疗。

既往史：糖尿病病史10年，血糖控制欠佳。否认手术史、外伤史、输血史；否认药物、食物过敏史。

个人史：吸烟15年，每日吸烟约10支。

【入院查体】

体温36.6℃，脉搏76次/分，呼吸17次/分，血压130/75 mmHg。口唇稍发绀，全身浅表淋巴结未触及肿大，胸廓正常无畸形，呼吸运动正常，肋间隙正常，触觉语颤正常。肺部叩诊呈清音，呼吸规整，胸骨无叩痛。右上肺呼吸音低，双肺未闻及干湿性啰音及胸膜摩擦音。

【辅助检查】

血气分析：pH 7.45，PO_2 59 mmHg，PCO_2 36 mmHg，Lac 1.6 mmol/L，氧合指数280 mmHg。

2023年2月11日查ESR 33 mm/h↑，CRP 38.46 mg/L↑，HbA1c 9.7%↑。2月15日复查CRP 17.5 mg/L↑。

血常规、肝肾功能、电解质、凝血功能、甲状腺功能、PCT、BNP、心肌酶、肿瘤标志物等均正常。

2023年2月10日胸部CT：右主支气管内软组织密度影及右肺上叶不张、实变，考虑恶性可能；右肺中间段支气管管腔狭窄；两肺有少许小结节；纵隔多发淋巴结肿大，转移待查。

2023年2月13日气管镜检查（图7-1）：可见右主支气管新生物阻塞管腔。

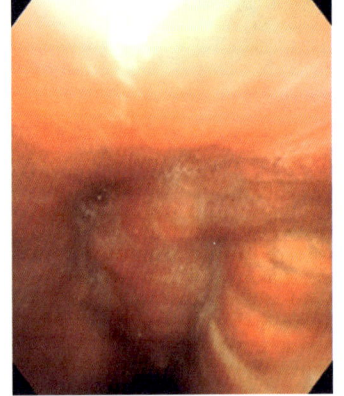

图7-1　气管镜检查（2023-02-13）

2023年2月14日胸部增强CT（图7-2）：可见病变部位血供丰富，右肺上叶不张面积增大，提示肿物生长迅速。

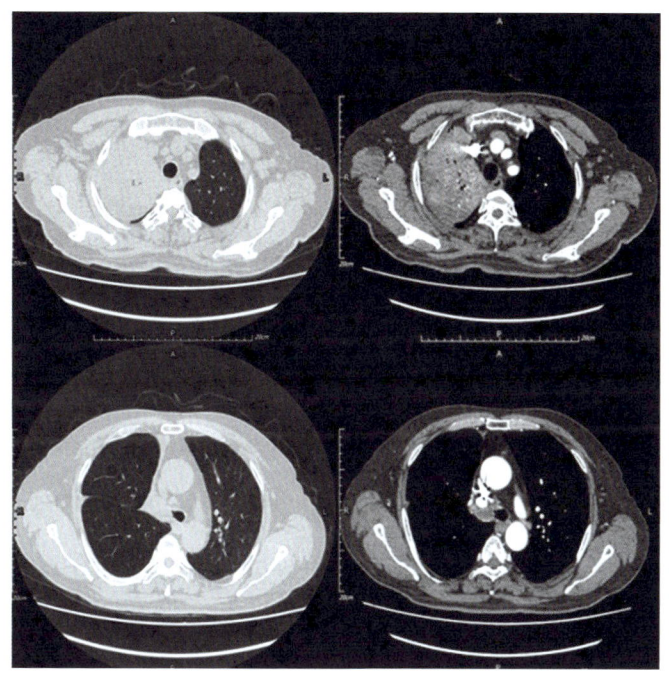

图7-2　胸部增强CT（2023-02-14）

2023年2月15日PET/CT检查（图7-3）：右侧主支气管、中间段支气管及上叶支气管内软组织影，FDG摄取增高，考虑恶性可能；右肺上叶阻塞性肺炎、肺不张；纵隔2R、4R、7区、8L及右肺门淋巴结转移。

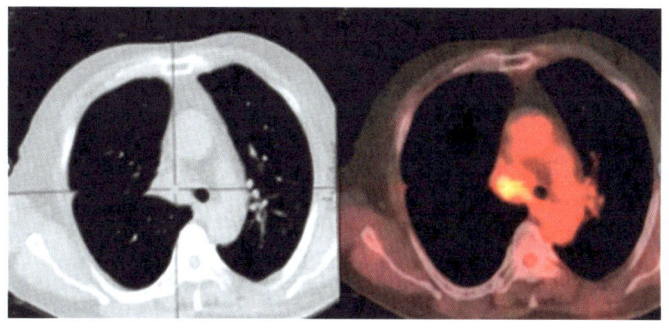

图7-3　PET/CT（2023-02-15）

诊疗经过

综合患者症状及辅助检查，临床考虑是恶性肿瘤的可能性比较大，尤其是生长速度快的小细胞肺癌、肉瘤等。因右主支气管接近完全堵塞，严重影响通气功能，且患者喘憋症状逐渐加重，日常生活受限，故计划行全身麻醉下气道肿物切除术。2月16日行右侧支气管动脉栓塞术以减少术中出血。2月17日行全身麻醉下经硬质支气管镜下右主支气管肿物切除术，术中予以钳夹、APC消融止血，电针分割、圈套器套扎取出新生物后可见右肺上叶支气管黏膜充血水肿，右中间段管腔通畅，右主支气管内侧壁距隆突1～2 cm处可见瘘口，考虑为支气管纵隔瘘（图7-4）。为防止纵隔感染，给予美罗培南＋替考拉宁进行抗感染治疗。术后患者体温正常，3天后复查气管镜较前无明显改变，无感染征象。2月20日复查胸部CT可见右上叶不张解除，右主支气管管腔通畅。术后病理（图7-5）提示右主支气管新生物黏膜慢性炎；另见纤维素样坏死组织及急性炎性渗出物，其内可见真菌菌丝，菌丝浸润气管软骨周围纤维结缔组织。病理组织NGS回报可见米根霉菌（序列数58），考虑为肺毛霉菌病，给予两性霉素B 10 mg、每日2次雾化，联合泊沙康唑静脉滴注。泊沙康唑在治疗侵袭性真菌病时，血药浓度需维持在1～1.25 mg/L以上，该患者多次监测泊沙康唑血药浓度在3～5 mg/L。

在进行抗真菌治疗1周后，于3月2日复查胸部CT可见支气管纵隔瘘口已愈合，但右肺上叶不张进展，右主支气管再次出现了狭窄，行支气管镜进一步证实，考虑病情进展。患者自觉胸闷气短较前明显，考虑到肺毛霉菌病病情进展快，病死率较高，且目前内科治疗效果不理想，气管镜下可见病变已至右主支气管，经过多学科讨论及与家属反复沟通，计划行右肺全切术。患者未吸氧状态下氧合指数 366 mmHg，肺功能最大自主通气量（MVV）实测值占预计值 58.1%，爬 2 层楼梯后喘憋加重、指脉氧下降。肺功能、爬楼试验不达标未能行手术，故继续给予抗真菌治疗。3 月 20 日再次复查胸部 CT 显示右肺上叶不张及感染已吸收，右主支气管狭窄情况改善。继续进行抗真菌治疗 1 周后出院。嘱患者出院后口服泊沙康唑肠溶片 300 mg、每日 1 次，两性霉素 B 10 mg、每日 2 次雾化。

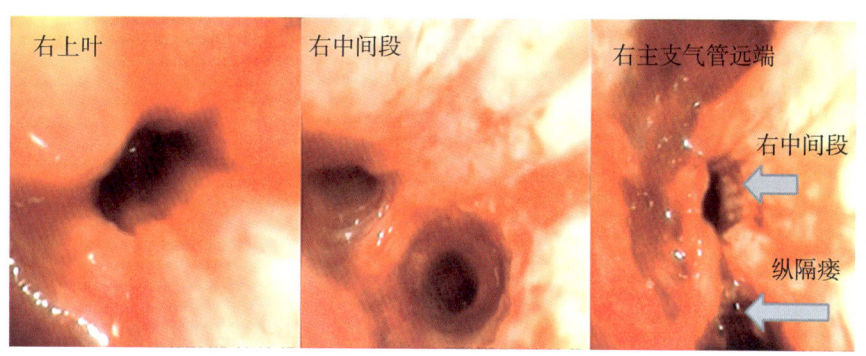

图 7-4　术中镜下表现（2023-02-17）

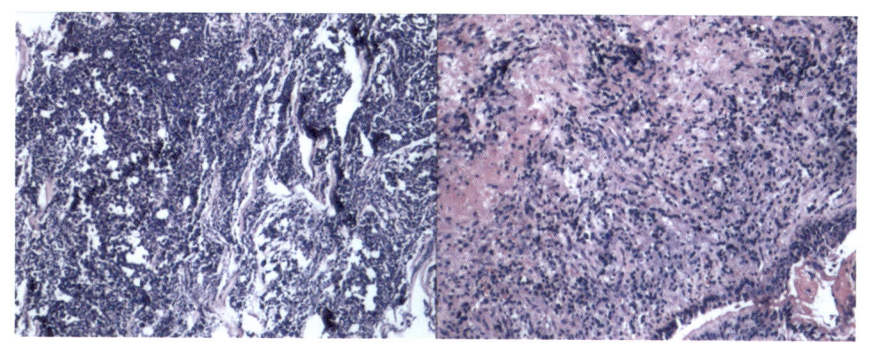

图 7-5　术后病理

随访得知患者喘憋症状基本消失，血糖控制理想，日常活动不受限。7 月 11 日患者返院复查气管镜检查显示右主支气管开口处狭窄较前明显缓解，右肺上叶开口可见陈旧瘢痕，右主支气管中远端瘘口愈合良好，灌洗液 NGS 未见明显致病菌，遂停止抗真菌治疗。治疗前后支气管镜下表现变化见图 7-6。

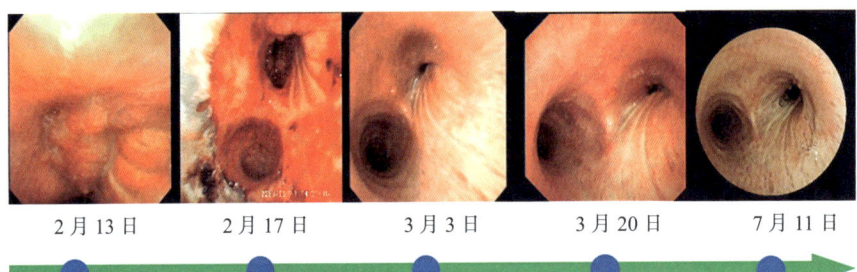

图 7-6 治疗前后支气管镜下表现变化

最终诊断

肺毛霉菌病。

述评

毛霉菌病是由毛霉目真菌引起的感染性疾病。毛霉目真菌在腐烂植被、发霉食物和土壤中广泛分布，该真菌生长迅速且其释放的孢子能随空气传播，通过呼吸、饮食或外伤等途径感染人体从而引发毛霉菌病。毛霉目真菌常见的感染部位有肺部、鼻-眶-脑、皮肤、胃肠、肾、牙齿等。肺毛霉菌病的临床表现缺乏特异性，且单纯依靠影像学与侵袭性肺曲霉病等其他侵袭性肺霉菌感染进行鉴别诊断较为困难。

肺毛霉菌病发病急、进展快、病情凶险，病死率较高。突破呼吸道黏膜上皮防御是毛霉目真菌感染人体的主要途径。患者将孢子吸入细支气管或肺泡后发生感染，便是肺毛霉菌病。感染者主要为血液系统恶性肿瘤和造血干细胞移植患者，其次为糖尿病酮症酸中毒患者，与COVID-19相关的肺毛霉菌病目前也有较多报道。

目前已经证实葡萄糖调节蛋白78（GRP78）是糖尿病小鼠内皮细胞中毛霉的宿主受体，真菌外壳蛋白同源物3（CotH3）是GRP78的配体。真菌CotH3作为配体能够与呼吸道上皮细胞上的GRP78受体结合，促使毛霉目真菌黏附于呼吸道上皮细胞，侵袭呼吸道造成损伤；高糖、富铁、酸中毒、高β-羟基丁酸情况下，会促使CotH3和GRP78表达，显著增强毛霉目真菌对呼吸道上皮细胞的黏附及侵袭能力。高血糖环境下，葡萄糖6磷酸脱氢酶生成增多，抑制还原型辅酶Ⅱ氧化，进而抑制有杀菌作用的超氧化物生成，减弱超氧化物的杀菌活性。

肺毛霉菌病的影像学表现主要与毛霉菌的血管侵袭及其继发的梗死所导致的组织坏死性炎症有关，包括结节、肿块、楔形实变、晕征、反晕征、空气新月征、低密度征等，通过增强CT扫描还可以发现血管闭塞征等血管破坏的早期征象，这些影像学改变也同样可见于侵袭性肺曲霉病。近些年的研究表明，存在反晕征的影像学表现、病程初期发现10个以上的肺结节、病程初期出现胸腔积液这3点有助于鉴别肺毛霉菌病和侵袭性肺曲霉病。

通过对活检组织、支气管肺泡灌洗液或其他呼吸道样本和血清等标本的培养和非培养方法可鉴定毛霉菌。显微镜下菌丝的典型形态宽大（直径为7～15 μm），呈带状、无隔或稀疏，具有不规则的分枝模式。痰或BALF标本涂片后查到毛霉菌样菌丝，则高度怀疑毛霉菌感染；坏死组织或活检组织压片后进行荧光染色，发现毛霉菌样菌丝可以作为毛霉菌病确诊的证据。怀疑感染但常规检查阴性时，可以采集非污染组织标本、血液、脑脊液、浆膜腔积液及BALF等进行宏基因组二代测序（mNGS）检查。mNGS无偏性的特点，在相对罕见的毛霉菌感染及混合感染诊断层面具有一定作用，通过mNGS，可以将病原菌鉴定至种级别，对临床用药能起到指导作用。

要治疗毛霉病首先要积极处理患者的基础疾病，包括控制血糖、纠正酸中毒、提高粒细胞水平、尽可能减少或停用糖皮质激素或免疫抑制剂药物、停用去铁胺等。在患者各方面条件允许的情况下应及早进行外科治疗。

抗真菌可选药物包括两性霉素B脂质制剂（L-AmB）及两性霉素B脱氧胆酸盐（AmBD）、艾沙康唑、泊沙康唑等。治疗肺毛霉菌病，L-AmB推荐剂量为5 mg/（kg·d）；AmBD由于其不良反应限制了其应用。当患者已经存在肾功能不全情况时更推荐将艾沙康唑作为首选药物，艾沙康唑剂量为第1～2天，200 mg、每日3次；第3天及以后，200 mg、每日1次。泊沙康唑静脉制剂或肠溶片也可以用于肾功能不全的毛霉菌病患者，泊沙康唑静脉制剂和肠溶片剂量为第1天，300 mg、每日2次；第2天及以后，300 mg、每日1次；也可选用泊沙康唑口服混悬液，200 mg、每日4次，或400 mg、每日2次，与餐同服。

肺毛霉菌病的早期识别与诊断是诊治过程中最困难、最关键的一环，常见的支气管镜下表现为病灶处黏膜有灰白色或灰褐色坏死物及分泌物，本例患者表现为右主支气管被新生物阻塞。因为毛霉菌的噬血管性，大咯血发生率及致死率极高，本例患者之所以术中未出现大出血，得益于术前做了支气管动脉栓塞。

感染毛霉菌，就像坐上不停加速行驶的汽车，如果不加干预就会冲到路的尽头掉入悬崖，开始应用抗真菌药物治疗初期可能病情看起来仍在进展，但这就像踩下刹车后汽车仍会向前行驶一段才会停下一样，其实已经在"起效"，只是尚未"见效"，所以本例患者抗真菌治疗的第1周病情持续进展，3周后复查才见效。

（刘凯迪　王韧韬）

参考文献

[1] 中国医药教育协会真菌病专业委员会，中国毛霉病专家共识工作组. 中国毛霉病临床诊疗专家共识（2022）[J]. 中华内科杂志，2023，62（6）：597-605.

[2] CORNELY O A, ALASTRUEY-IZQUIERDO A, ARENZ D, et al. Global guideline for the diagnosis and management of mucormycosis：an initiative of the European Confederation of Medical Mycology in cooperation with the Mycoses Study Group Education and Research Consortium[J]. Lancet Infect Dis，2019，19（12）：e405-e421.

[3] MANESH A, DEVASAGAYAM E, SAHU S, et al. Primary odontogenic onset invasive mucormycosis：an under recognized clinical entity[J]. Clin Microbiol Infect，2023，29（8）：1086. e1-1086. e5.

[4] RODEN M M, ZAOUTIS T E, BUCHANAN W L, et al. Epidemiology and outcome of zygomycosis：a review of 929 reported cases[J]. Clin Infect Dis，2005，41（5）：634-653.

[5] 马腾飞，王锐英，谢敏，等. 糖尿病患者的肺毛霉菌病易患机制 [J]. 中华结核和呼吸杂志，2023，46（2）：202-205.

[6] KRISHNA V, BANSAL N, MORJARIA J, et al. COVID-19-associated pulmonary mucormycosis[J]. J Fungi（Basel），2022，8（7）：711.

[7] HOENIGL M, SEIDEL D, CARVALHO A, et al. The emergence of COVID-19 associated mucormycosis：a review of cases from 18 countries[J]. Lancet Microbe，2022，3（7）：e543-e552.

[8] ALKHAMISS A S, AHMED A A, RASHEED Z, et al. Mucormycosis co-infection in COVID-19 patients: an update[J]. Open Life Sci, 2022, 17 (1): 917-937.

[9] LIU M, SPELLBERG B, PHAN Q T, et al. The endothelial cell receptor GRP78 is required for mucormycosis pathogenesis in diabetic mice[J]. J Clin Investig, 2010, 120 (6): 1914-1924.

[10] GEBREMARIAM T, LIU M, LUO G, et al. Coth3 mediates fungal invasion of host cells during mucormycosis[J]. J Clin Investig, 2014, 124 (1): 237-250.

[11] ALQARIHI A, GEBREMARIAM T, GU Y, et al. GRP78 and integrins play different roles in host cell invasion during mucormycosis[J]. mBio, 2020, 11 (3): e01087-20.

[12] JAFAR N, EDRISS H, NUGENT K. The effect of short-term hyperglycemia on the innate immune system[J]. Am J Med Sci, 2016, 351 (2): 201-211.

[13] HAMMER M M, MADAN R, HATABU H. Pulmonary mucormycosis: radiologic features at presentation and over time[J]. AJR Am J Roentgenol, 2018, 210 (4): 742-747.

[14] NAM B D, KIM T J, LEE K S, et al. Pulmonary mucormycosis: serial morphologic changes on computed tomography correlate with clinical and pathologic findings[J]. Eur Radiol, 2018, 28 (2): 788-795.

[15] LEGOUGE C, CAILLOT D, CHRÉTIEN M L, et al. The reversed halo sign: pathognomonic pattern of pulmonary mucormycosis in leukemic patients with neutropenia? . [J]Clin Infect Dis, 2014, 58 (5): 672-678.

[16] LASS-FLÖRL C, RESCH G, NACHBAUR D, et al. The value of computed tomography-guided percutaneous lung biopsy for diagnosis of invasive fungal infection in immunocompromised patients[J]. Clin Infect Dis, 2007, 45 (7): e101-e104.

病例 8
肺毛霉菌病（三）

病历摘要

【基本信息】

患者男性，39岁，农民。3月余前无明显诱因出现发热，最高可达 38.6 ℃，伴畏寒、阵发性剧烈咳嗽，咳暗红色痰，全身肌肉酸痛，无口干、眼干，无皮疹，无关节疼痛，无腹痛、腹泻，就诊于当地诊所，进行抗炎治疗后（具体不详）体温降低，停药后反复。2个月前就诊于外院，胸部 CT 显示双肺异常密度伴双肺下叶空洞。痰 mNGS：根霉属、曲霉属。肺泡灌洗液荧光染色：可见菌丝较宽，飘带样，无分隔，菌丝夹角约 90°，形态特征符合毛霉菌。予以盐酸莫西沙星 0.4 mg、两性霉素 B 49 mg、布洛芬等治疗，复查胸部 CT 提示病变较前好转。后患者出现肌酐升高，故逐渐减停两性霉素 B，出院后继续口服泊沙康唑混悬液、氯化钾、叶酸等。2021 年 9 月 9 日再次复查胸部 CT 显示右侧胸腔积液较前增多，右肺炎性病变范围较前增大。2021 年 9 月 17 日患者因"间断发热 3 月余"入我院治疗。

既往史：2021 年 7 月诊断为 2 型糖尿病，规律注射胰岛素，目前血糖控制可。

个人史：吸烟史 20 余年，每日吸烟约 20 支；否认饮酒史。

家族史：家族中无传染病及遗传病病史。

【入院查体】

体温 37.4 ℃，脉搏 97 次/分，呼吸 19 次/分，血压 123/75 mmHg。两肺呼吸音粗，右下肺呼吸音稍减低，可闻及湿性啰音，未闻及干性啰音。

【辅助检查】

WBC 7.8×10^9/L，NE% 72.50%，LY% 18.90%，CRP 81.49 mg/L，ESR 63 mm/h，Cr 115.12 μmol/L，ALB 29.7 g/L，K 3.37 mmol/L，Ca 2.19 mmol/L。其余未见明显异常。

于 2021 年 9 月 27 日行 CT 引导下经皮肺穿刺，2021 年 9 月 30 日病理检查回报（图 8-1）：（右下肺）肺泡上皮增生，肺泡腔内见吞噬细胞，间质纤维增生显著，散在淋巴细胞浸润，考虑为机化性肺炎。

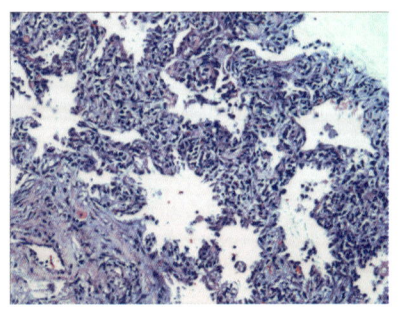

图 8-1　病理检查回报（2021-09-30）

诊疗经过

入院后患者仍有反复发热，最高 39 ℃，偶有咳嗽、咳痰。在外院治疗方案基础上加用哌拉西林舒巴坦钠抗感染治疗。但患者仍有反复高热，更换抗感染方案为注射用亚胺培南西司他丁钠，体温仍然控制不佳，2021 年 10 月 5 日加用注射用甲泼尼龙琥珀酸钠，患者体温降至正常。2021 年 10 月 24 日患者再次出现咳嗽、咳痰，痰量较前明显增多，呈粉红色泡沫样，带有腥臭味。2021 年 10 月 29 日行电子支气管镜检查，镜下可见右肺下叶前基底段可疑痰栓，钳取出约 6 cm 长异常组织（图 8-2），留取标本送检。

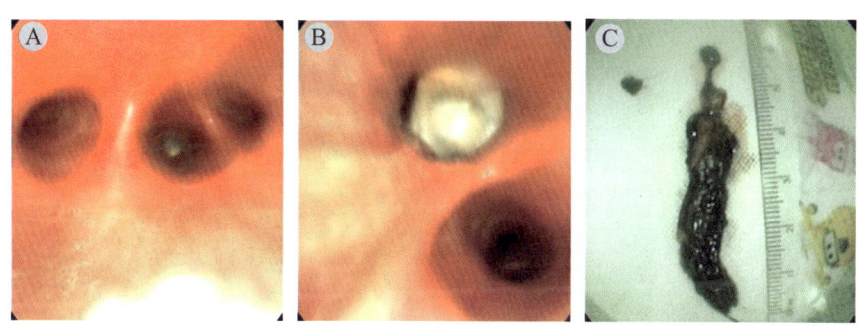

图 8-2　气管镜检查（2021-10-29）

异常组织 mROS（表 8-1）：菌丝阳性，疑似毛霉菌，细菌附着，可见混合菌，白细胞（3+），可见细胞吞噬现象。支气管肺泡灌洗液 mNGS：根霉菌（相对丰度 90.2%，序列数 1397）。病理结果回报（图 8-3）：见大量毛霉菌感染。2021 年 11 月 3 日胸部 CT（图 8-4）：右肺下叶斑片影，其内可见空洞，外周可见磨玻璃样渗出。

表 8-1 异常组织 mROS

申请时间	报告时间	报告项目名称	结果
2021-10-29 17:00	2021-10-29 17:19	菌丝	阳性（+）*
2021-10-29 17:00	2021-10-29 17:19	孢子	阴性（-）
2021-10-29 17:00	2021-10-29 17:19	大型卵圆孢子	未见
2021-10-29 17:00	2021-10-29 17:19	念珠菌	阴性（-）
2021-10-29 17:00	2021-10-29 17:19	曲霉菌	疑似毛霉菌*
2021-10-29 17:00	2021-10-29 17:19	细菌附着	可见混合菌*
2021-10-29 17:00	2021-10-29 17:19	抗酸分枝杆菌	阴性（-）
2021-10-29 17:00	2021-10-29 17:19	白细胞	3+
2021-10-29 17:00	2021-10-29 17:19	上皮细胞	阴性（-）
2021-10-29 17:00	2021-10-29 17:19	细胞吞噬现象	可见*
2021-10-29 17:00	2021-10-29 17:19	特殊细胞备注	无

注 * 代表异常项

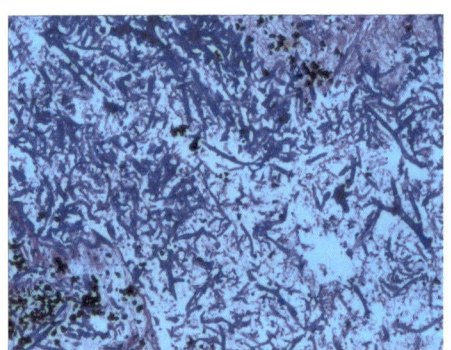

图 8-3 病理结果回报

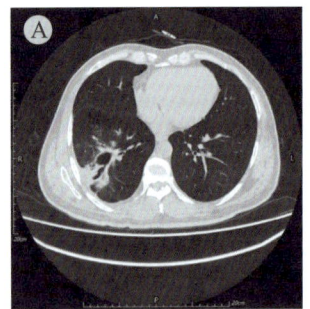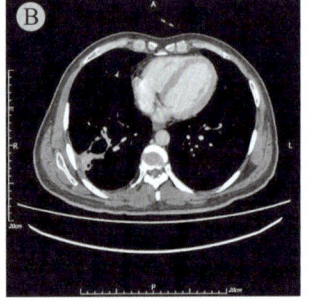

图 8-4 胸部 CT（2021-11-03）

诊断肺部根霉菌感染明确，启动抗真菌治疗方案，予以两性霉素 B 脂质体（静脉滴注）+泊沙康唑口服混悬液（口服）+两性霉素 B（雾化吸入）。两性霉素 B 脂质体初始剂量 10 mg，梯度逐升至 50 mg，复查肾功能提示尿素氮较前明显升高，考虑药物性肾功能不全，静脉应用两性霉素 B 脂质体难以达到有效治疗剂量，遂进一步联合支气管镜下局部注入两性霉素 B 治疗。2021 年 11 月 8 日至 12 月 16 日期间行 16 次支气管镜下局部治疗。其间 2021 年 12 月 1 日复查胸部 CT（图 8-5）：右肺下叶团片灶较前（2021-11-03）病灶有所吸收。继续当前抗真菌治疗方案。2021 年 12 月 22 日再次复查胸部 CT（图 8-6）：①右肺多发感染、部分支气管扩张，较前右肺中叶病变增多、实变；②左肺少许感染，较前新发。考虑内科治疗效果不佳，请胸外科会诊后建议手术治疗，患者强烈要求保留右上肺，遂转入胸外科于 2021 年 12 月 29 日于全身麻醉下行右侧开胸探查和右中、下肺叶切除术，术后继续应用两性霉素 B 脂质体（20 mg 静脉滴注）+泊沙康唑口服混悬液（口服）+两性霉素 B（雾化吸入）。2022 年 1 月 18 日再次复查胸部 CT：①右中、下肺叶切除术后改变；②残余右肺多发感染；③右侧胸腔积液积气；④左肺少许感染；⑤纵隔淋巴结增大；⑥心包少许积液。

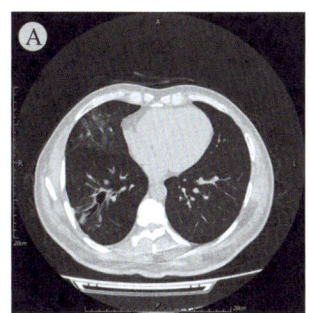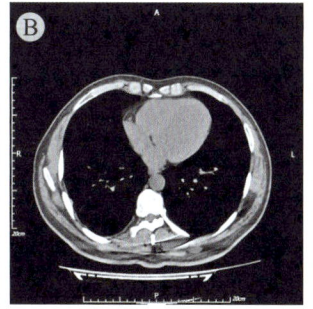

图 8-5 胸部 CT（2021-12-01）

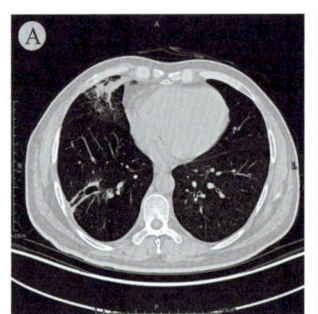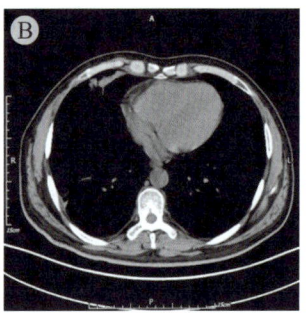

图 8-6　胸部 CT（2021-12-22）

2022 年 1 月 26 日出院后继续口服泊沙康唑分散片治疗。累计静脉应用两性霉素 B 脂质体 1.77 g，雾化吸入两性霉素 B 2.205 g，局部应用两性霉素 B 0.4 g。

最终诊断

肺毛霉菌病。

述评

近年来，肺部真菌感染在我国的发病率越来越高，多数患者具有慢性阻塞性肺疾病、糖尿病、免疫抑制等病史。流行病学数据显示国外真菌感染的常见病原菌依次为曲霉、隐球菌和念珠菌。而曹彬等对 152 例肺部真菌感染患者进行病原学分析后发现我国常见真菌感染的病原体依次为曲霉、隐球菌、毛霉和其他类型丝状真菌。

毛霉菌广泛分布于自然界中，特别是在土壤、蔬菜、水果中广泛存在，也可存在于人的鼻咽部，是一种机会致病菌。毛霉菌病的主要致病菌包括根霉属、毛霉属、横梗霉属（旧称犁头霉属)、小克银汉霉属、根毛霉属、鳞质霉属和瓶霉属等，具有血管侵蚀性强、进展迅速、预后差、死亡率高的特点，常常发生在免疫缺陷、器官移植术后、长期口服免疫抑制剂、肿瘤、糖尿病等人群中，多散发。根据感染部位，主要分为肺型、脑鼻型、皮肤型、混合型和播散型，其中以肺型最为多见，可能与肺部更容易吸入真菌孢子有关。

毛霉菌具有较强的组织穿透和血管侵蚀性，能够破坏血管内膜，导致局部血小板聚集形成血栓，或者本身形成菌栓，堵塞血管，造成微循环障碍，使远端组织缺血、缺氧、坏死，还可通过血管播散到其他器官。因此，血管浸润、出血、血栓形成、坏死是毛霉菌病的特征性改变。组织内镜下见大量宽度不一、无隔或少隔、分枝角度45°～90°、不规则的丝带状菌丝体即可确诊。

肺毛霉菌病的患者临床表现无特异性，主要表现为发热、咳嗽、咳痰、咯血、呼吸困难等，常伴有基础疾病。严重者可累及其他器官，如中枢神经系统、胃肠道、脾脏、肾脏、肝脏等，往往预后较差，死亡率高，因此在高度怀疑或已经确诊毛霉菌病后，应同时进行颅脑、胸部、腹部的检查。肺毛霉菌病的影像学表现亦不典型，可表现为渗出、实变、空洞、局部见坏死或晕征，好发于上叶，可累及双肺，与曲霉等其他真菌感染常难以鉴别。

由于临床表现及影像学检查缺乏特异性、G/GM试验无明显提示性，肺毛霉菌病诊断较为困难，金标准依然是真菌培养或组织病理检查。但肺毛霉菌病往往伴随着远端阻塞性肺炎，取材较为受限，病理学检查假阴性率较低，同样呼吸道分泌物培养阳性率也较低，而血培养的阳性率更要远远低于痰培养。由于痰培养存在一定的假阳性率，所以当培养结果为阳性时，临床上常常将

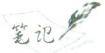

其视为污染，但同种标本反复检测到毛霉菌或多种标本均提示毛霉菌时，就要高度重视了。同时，要结合患者症状、体征及影像学检查综合判断其是否为致病菌。毛霉菌的种属分型对治疗意义不大，更进一步分型对临床诊断来说仿佛没有太大意义。

由于毛霉菌的血管侵蚀性，往往造成局部血管堵塞，药物难以渗入病灶，导致药物治疗效果较差，因此对于局限性病灶，在2019年ECMM与真菌病研究小组教育与研究联合会（Mycoses Study Group Education & Research Consortium，MSG ERC）发布的全球毛霉病诊疗指南（以下简称"指南"）中首推手术根治治疗，药物治疗首选两性霉素B，推荐剂量为0.5～1.5 mg/kg，总剂量为2.5～3 g，但其易引起严重的肝肾损伤，这往往也是导致治疗失败的主要原因，目前两性霉素B脂质体或两性霉素B脂质复合物≥5 mg/（kg·d）可作为不能耐受两性霉素B患者的次选治疗药物，但难以达到指南推荐治疗剂量，2005年泊沙康唑上市后逐渐成为不耐受两性霉素B患者的补救治疗药物。近年来，指南对于泊沙康唑的推荐等级逐渐升高，泊沙康唑在毛霉菌病治疗中的推荐剂量为200 mg口服、每日4次或400 mg口服、每日2次治疗。研究证明，发病5天内应用泊沙康唑抗感染治疗患者的预后要明显优于发病5天之后应用泊沙康唑患者的预后。泊沙康唑分为3种剂型：注射液、片剂、混悬液。注射液和片剂的疗效要明显优于混悬液，但缺点是药物价格昂贵，给患者添加了较重的经济负担。艾沙康唑是美国食品药品监督管理局（FDA）批准的新型三唑类抗真菌药。

本例患者于外院应用注射用两性霉素B的最高剂量为49 mg，出现了明显的肌酐升高，后被迫停用，改为泊沙康唑混悬液。于我院选用两性霉素B脂质体，当剂量达到50 mg时再次出现肌酐升高，该剂量远低于指南推荐的治疗剂量，患者保守治疗意愿强烈，且初期病情重手术风险高，结合患者经济条件，予以静脉联合局部药物治疗。

抗真菌治疗一般时间长，花费高，治疗效果差。经支气管镜下局部药物灌注是一种新的治疗方式，通过将药物灌注在病变肺段，增加病灶处药物浓度，增强药物对致病原的杀伤能力，除此之外，临床医生还可通过气管镜吸出堵塞管腔的分泌物，促进坏死物剥离，恢复管腔通畅，解除远端气道阻塞，改善局部组织缺氧状况。此方式有导致感染播散的风险，对术者的操作水平、患者的配合度及耐受性也有着较高的要求，故目前尚未得到广泛应用。在本例患者的治疗过程中，我们综合患者的经济情况及药物治疗效果，在充分告知患者风险、取得患者知情同意后，采用了在常规治疗方式的基础上联合经支气管镜局部治疗，治疗初期取得了显著疗效。但由于根霉菌的感染力强，同时患者并不能很好地耐受长时间反复的支气管镜检查，也为防止进一步血行播散，建议患者及时行外科手术。静脉联合局部治疗，为患者成功争取到了合适的手术时机，降低了手术风险。

术前应结合患者病原学培养结果，选择合适的药物种类，同时完善胸部CT检查，充分评估病灶情况，根据病变范围，大致计算出所需药物量，选择合适的药物浓度。药物浓度过高，会刺激气道，增加对正常组织的破坏；药物浓度过低，起不到有效的杀菌作用。让患者术中及术后2小时保持患侧卧位，麻醉后，先充分吸引管腔内的分泌物，将支气管镜紧密嵌顿于段或亚段支气管开口处，再适量注入配好的药物，并及时将肺泡内的液体清除，

避免注入液体过多患者出现剧烈咳嗽，导致液体外溢引发感染播散。需要注意的是，在整个操作的过程中，需要严密监测患者的生命体征，尤其是患者血氧饱和度的变化。

（磨国鑫　赵楠楠）

参考文献

[1] CORNELY O A, ALASTRUEY-IZQUIERDO A, ARENZ D, et al. Global guideline for the diagnosis and management of mucormycosis: an initiative of the European Confederation of Medical Mycology in cooperation with the Mycoses Study Group Education and Research Consortium[J]. Lancet Infect Dis, 2019, 19 (12): e405-e421.

[2] 武薇, 李钊, 邵长周, 等. 肺毛霉菌病临床诊断学特征分析并文献复习[J]. 中华诊断学电子杂志, 2016, 4 (4): 272-276.

[3] 廖彬, 夏旭. 经纤维支气管镜支气管肺泡灌洗抗真菌药治疗肺部真菌感染患者的临床效果[J]. 医疗装备, 2021, 34 (20): 63-64.

[4] 施毅. 肺接合菌病的诊断与治疗[J]. 中华结核和呼吸杂志, 2007, 30 (11): 809-812.

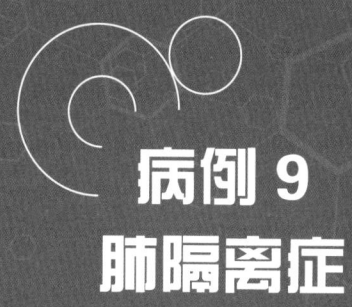

病例 9
肺隔离症

病历摘要

【基本信息】

患者男性，16岁，学生。2021年7月26日受凉后出现干咳，发热，体温最高38 ℃，持续一夜后降至正常，伴有鼻塞、流涕、乏力、头痛，无咽痛、肌肉酸痛，无胸闷、胸痛、呼吸困难，自服连花清瘟、感冒冲剂等药物后上述症状明显好转，但仍有阵发性干咳。8月10日患者受凉后再次出现发热，体温最高38 ℃，持续一夜后体温降至正常，伴有咳嗽、鼻塞、乏力不适，就诊于当地医院，行胸部CT提示左下肺浸润性病变，查血常规、红细胞沉降率无异常，予以哌拉西林钠他唑巴坦钠、吸入用乙酰半胱氨酸溶液雾化治疗11天，治疗后患者咳嗽较前稍减轻，无发热、胸闷、鼻塞等不适，复查胸部 CT 提示左下肺病灶较前吸收不明显。2021 年 8 月 26 日，我院以"咳嗽、间断发热 1 月余"将患者收入。

既往史：否认手术史、外伤史、输血史；否认药物、食物过敏史。

个人史：饮酒 1 年，1 年内大约饮酒 5 次，每次大约 1 瓶（啤酒）。

【入院查体】

体温 36.7 ℃，脉搏 70 次/分，呼吸 16 次/分，血压 88/60 mmHg。神清语利，全身皮肤黏膜未见黄染及皮疹，浅表淋巴结未触及。胸廓正常无畸形，呼吸运动正常，触觉语颤正常，叩诊清音，胸骨无叩痛。双肺呼吸音清，双肺未闻及干湿性啰音。心前区无隆起，心尖冲动正常、有力，位于左侧锁骨中线第 V 肋间内 2 cm 处，未触及震颤，未触及心包摩擦感。心界正常，心率 70 次/分，律齐，各瓣膜听诊区未闻及杂音，心包摩擦音未闻及。腹软，无压痛及反跳痛，双下肢无水肿。

【辅助检查】

血常规：WBC 4.80×10^9/L，NE 2.74×10^9/L，LY 1.48×10^9/L。CRP、ESR 未见异常。尿、便常规正常。肝肾功能、血糖、血生化正常。

肾、膀胱、肝、胆、胰、脾彩色多普勒超声检查无异常。

胸部 CT（图 9-1）：左肺下叶感染性病变，伴周围支气管扩张及肺气肿，上述病变隔离症待查，必要时需做增强扫描明确诊断。胸部增强 CT（图 9-2）：左肺下叶病变，考虑肺先天性疾病，肺隔离症（肺叶内型）。

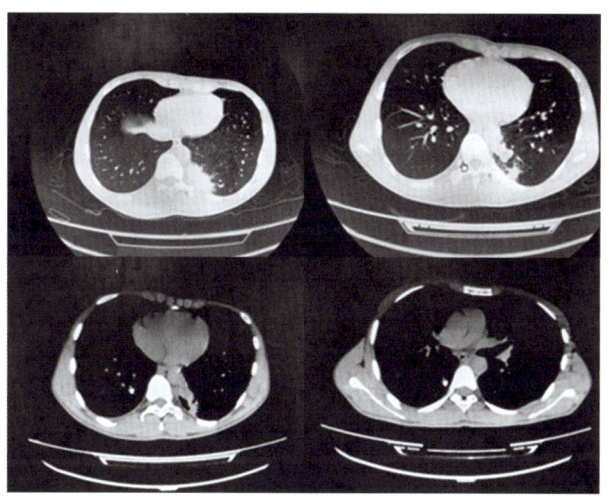

图 9-1 胸部 CT

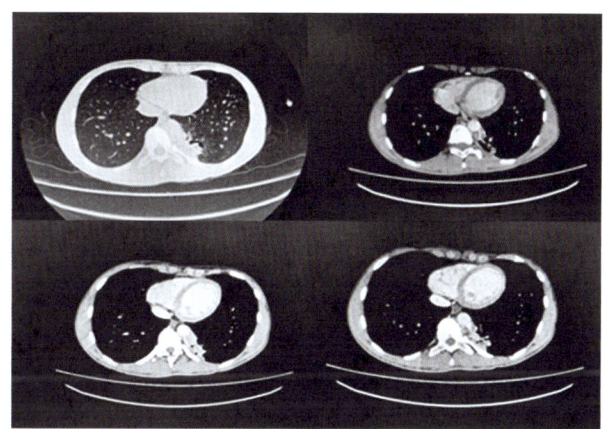

图 9-2 胸部增强 CT

诊疗经过

予以注射用头孢曲松、注射用阿奇霉素进行抗感染治疗后，为患者复查胸部 CT，发现左下肺感染吸收不明显，并可见支气管扩张，追问得知患者 3 年前曾患肺炎，出院时感染灶未完全吸收，分析片中所示支气管扩张部位可能为左下肺反复感染所致，同时应仔细对比既往影像学结果判断有无肺隔离症可能。因支气管扩张常见病原菌为铜绿假单胞菌，故换用注射用哌拉西林钠他唑巴坦钠进行抗感染治疗，治疗后复查胸部CT，择期复查气管镜。复查肝功能提示转氨酶升高，考虑为药物所致，停用头孢曲松，加用谷胱甘肽、多烯磷脂酰胆碱护肝，动态监测肝功能。2021年9月9日胸部增强CT检查结果提示肺隔离症诊断明确，拟请胸外科会诊，制订下一步治疗方案；复查肝功能异常指标较前下降，但仍不正常，嘱患者继续口服多烯磷脂酰胆碱胶囊456 mg，每日2次。患者及其家属要求出院，向患者及其家属详细交代患者病情后，家属表示理解，但仍坚持出院，遂办理出院。

最终诊断

肺隔离症。

述评

肺隔离症（PS）为一种先天性肺发育畸形疾病，由异常体循环动脉供血的部分肺组织形成囊性肿块，这部分肺组织可与支气管相通，造成反复发作的局限性感染，不相通时则不会出现任何呼吸道症状，又称为支气管肺隔离症。属于临床少见病，居先天性肺发育异常的第二位，占0.15%～6.40%，占人群发育畸形疾病的1.1%～1.8%。关于该病的发生机制有以下学说：① Pryce牵引学说。当人还处在胚胎期时，在原肠及肺芽周围，有许多内脏毛细血管与背主动脉相连，当肺组织发生脱离时，这些相连的血管即逐渐衰退吸收。但出于某种原因使部分血管成为主动脉的异常分支动脉，牵引一部分肺组织从而形成隔离肺，该部分肺组织与正常支气管和肺动脉隔离开，由异常的动脉供血。②血管发育不全学说。肺动脉分支在胚胎期发育不全，与体循环之间残留有交通支，胎儿出生后，由于体循环的压力高，形成肺内囊肿性改变。

肺隔离症多见于青少年，发病年龄通常为10～40岁，好发于男性，根据与正常肺有无共同脏层胸膜覆盖分为叶内型和叶外型。叶内型肺隔离症较为多见，表现为隔离肺组织与正常肺叶为同一脏层胸膜所包裹，多位于后基底段，病变部位左侧肺多于右侧肺，因其与支气管有正常或病理性通道，病灶局部易反复发生感染。叶外型肺隔离症的隔离肺组织位于脏层胸膜外，有自己独立的胸膜包绕，典型者位于肺的下叶区，以左下肺最为常见，可位于纵隔、膈下、心包或肺内。叶外型肺隔离症一般与支气管不相通，患者可长期无症状。

叶内型肺隔离症多见于青壮年，有文献报道，超过50%的叶内型肺隔离症患者会在20岁以后出现症状，而几乎所有患者都是在60岁以前出现症状。肺隔离症最具诊断意义的检查征象为：条索状病变，并与胸主动脉、脊柱或下肺静脉相连，病变整体形态表现为尖部指向脊柱旁的楔形影。胸部螺旋CT增强薄层动态扫描通常可以明确异常供血动脉分叉位置，结合三维重建可清楚地显示异常供血动脉的起源、走向等，在临床上较为常用。MRI能在不使用造影剂的情况下较好地显示肺隔离症患者体循环供血动脉，其诊断效果与选择性动脉造影检查一样，且为无创性检查，患者乐于接受，一定程度上可以取代选择性动脉造影检查。因此，强化CT+三维重建及MRI检查是目前最主要的肺隔离症诊断方法。

肺隔离症可造成患者肺部反复、持续感染，甚至发展到大咯血，且血液左向右分流会引起血流动力学、血液氧合状态异常；随着年龄增长，肺隔离症患者的病情会逐渐加重，继而损害心功能。目前认为，肺隔离症一旦确诊，无论是叶内型还是叶外型，患者均应积极采用手术治疗。近年来，随着微创介入治疗技术的飞速发展，介入性血管内栓塞术成为治疗肺隔离症的一种新方法，其通过栓塞供血动脉而使病灶缺血、萎缩和机化，治疗效果可观。

（韩欣洁）

参考文献

[1] MONTJOY C，HADIQUE S，GRAEBER G，et al. Intralobar bronchopulmonary sequestra in adults over age 50：case series and review[J]. W V Med J，2012，108（5）：8-13.

[2] THOMAS H B，THOMAS B F. Congenital lesions of the lung and emphsema（pulmonary sequestration）//DAVID C S，FRANK C S. Gibbon's surgery of the chest. 3rd ed[M]. Philadelphia：W. B. Saunders company，1976：626-629.

[3] CARTER R. Pulmonary sequestration[J]. Ann Thorac Surg，1969，7（1）：68-88.

[4] 邓伟吾. 实用临床呼吸病学[M]. 北京：中国协和医科大学出版社，2004：944.

[5] SAVIC B，BIRTEL F J，THOLEN W，et al. Lung sequestration report of seven cases and review of 540 published cases. Thorax，1979，34（1）：96-101.

[6] 刘洪生，李单青，黄诚，等. 肺隔离症诊治：53例分析[J]. 协和医学杂志，2011，2（1）：61-64.

[7] 郭恩，周志忠，方卫民. 13例肺隔离症的诊断和外科治疗探讨[J]. 福建医药杂志，2007，29（5）：69-70.

[8] LEHNHARDT S，WINTERER J T，UHRMEISTER P，et al. Pulmonary sequestration：demonstration of blood supply with 2D and 3D MR angiography[J]. Eur J Radiol，2002，44（1）：28-32.

病例 10
肺炎型肺癌

病历摘要

【基本信息】

患者男性，52岁，退休工人。于2020年8月无明显诱因出现咳嗽、咳痰，痰为白色黏痰，间有少许黄痰，无发热，无盗汗，行胸部CT检查提示双肺多发炎症，遂在多家外院先后予以头孢菌素、左氧氟沙星、他唑巴坦钠/哌拉西林钠+莫西沙星等抗感染治疗，效果不佳。行气管镜检查未见异常，支气管肺泡灌洗液行mNGS病原学核酸测定阴性，肺泡灌洗液结核分枝杆菌鉴定及利福平/异烟肼耐药基因检测均为阴性，右肺中叶内侧段刷片涂片见柱状上皮细胞、淋巴细胞，未见瘤细胞。2021年1月出现活动后气短，未系统诊治。2021年3月2日患者主因"咳嗽7个月"

入我院治疗。

既往史：8年前因左肺下叶腺癌行手术治疗，术后分期为T1bN0M0，术后未予以进一步治疗（手术方式及术后病理不详）。1个月前诊断为高血压，最高血压145/110 mmHg，目前每天口服盐酸贝那普利片10 mg进行降压治疗。10余年前曾行阑尾切除术、腹壁脂肪瘤切除术。否认外伤史、输血史；否认药物、食物过敏史。

个人史：吸烟史10余年，每日吸烟约10支，已戒烟20余年。

【入院查体】

体温36.5 ℃，脉搏76次/分，呼吸20次/分，血压140/85 mmHg。神志清，精神可。唇无发绀，咽无充血，扁桃体不大。双肺呼吸音略低，可闻及较广泛湿性啰音。心律齐，各瓣膜听诊区未闻及病理性杂音。腹平坦，腹壁软，无压痛与反跳痛，肝脾肋下未触及。双下肢无水肿。

【辅助检查】

血常规：WBC 6.80×10^9/L，HGB 159 g/L，MCH 30 pg，PLT 216×10^9/L，NE% 68.00%，LY% 23.80%，MONO% 5.30%，EOS% 2.60%。CRP 2.39 mg/L。血生化：UA 462 μmol/L↑。肝肾功能基本正常。尿、便常规正常。肿瘤标志物：CA50 29.71 U/mL↑，CA72-4 27.89 U/mL↑，CA15-3 45.48 U/mL↑；HbA1c测定：6.9%；结核、自身抗体谱免疫检查均为阴性。

2021年3月2日胸部CT（图10-1）：①两肺多发病变，考虑感染性可能，其他待排，请结合临床及其他相关检查；左肺术后改变。②动脉硬化征象。③扫描所见肝脏右叶斑片状强化，血管瘤可能，左叶多发稍低密度灶，建议结合MRI；多骨骨质密度不均。腹部平扫 CT 未见明显异常。病理结果:(穿刺肺组织)高分化腺癌,癌组织贴壁生长。

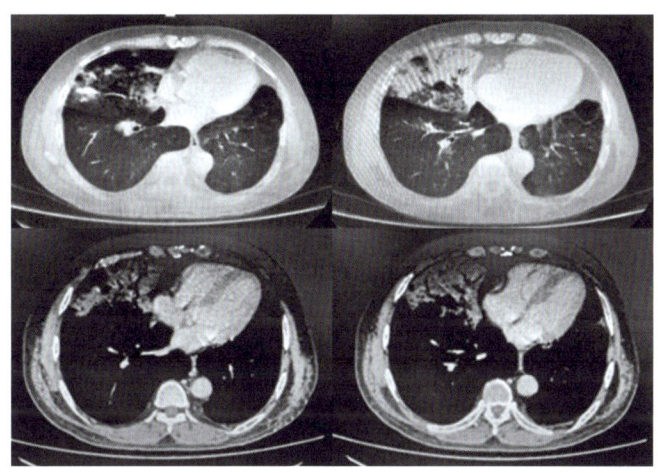

图 10-1　胸部 CT (2021-03-02)

2021 年 3 月 11 日胸部 CT:①左肺术后改变;两肺多发病变,考虑感染性可能,与前片对比大致相仿,请结合临床。②动脉硬化征象;③扫描所见肝脏右叶低密度灶,建议结合增强 CT;多骨骨质密度不均,与前相仿。腹部 CT 提示肝脏散在多个稍低密度灶,性质待定。病理结果:(右肺中叶)腺癌,癌组织呈贴壁生长,可见乳头结构。

诊疗经过

患者要求回当地医院进一步治疗。

最终诊断

肺炎型肺癌。

述评

肺炎型肺癌是一种在胸部影像学上表现为斑片状或大片状模糊阴影的肺癌，没有肺癌的肿块分叶、毛刺、胸膜凹陷征等典型特点。临床表现有咳嗽、咳痰、发热等，缺乏特异性，且在影像学上与"肺炎"极其相似，加上临床医生认识不足，早期肺炎型肺癌的诊断比较困难，很容易被误诊为肺炎、肺结核、支气管扩张合并感染等疾病，进而延误治疗。近年来，肺炎型肺癌的发生率亦有上升，病因不清，好发于中老年人群，男女比例相当，与吸烟关系不大。

典型肺炎多起病急，有受凉、劳累等诱因，咳嗽时伴有咳脓性痰，少有黏液痰，通常还伴有畏寒、高热、血炎症指标明显升高的表现，经抗感染治疗后症状会减轻，血炎症指标也会恢复正常。肺炎型肺癌一般表现为病程较长、缓慢发展的顽固性咳嗽，咳大量泡沫样痰，实验室检查血炎症指标可正常亦可轻度增高，经过一段抗感染治疗后症状不见缓解甚至加重。肺炎型肺癌影像学表现以肺实质弥漫性浸润最为典型，多见支气管充气征、支气管不规则气征、磨玻璃影成分、胸膜回缩等。肺炎性病变影像学则多见坏死、卫星病变、晕征、支气管壁增厚、小叶间隔增厚、胸膜附着、胸膜增厚等。肺炎型肺癌还需要与肺结核鉴别，尤其是浸润型肺结核，但肺结核多发生于上肺，表现为渗出及纤维结节，常在原发灶周围有卫星灶，而肺炎型肺癌多发生于肺周边部，一般无卫星灶。另外，也需要与肺间质性疾病、支气管扩张症等疾病相鉴别。确诊有赖于细胞学或病理诊断。如患者经抗生素、抗结核、糖皮质激素等药物治疗都无效，应尽早行病理检查确诊。

和其他类型的肺癌一样，只要患者的综合条件许可，一经确诊肺炎型肺癌首选外科手术治疗。为提高患者的生活质量，延长生存期，依据病理类型和转移情况，术后辅以化疗或放疗。针对那些病程较长、初诊为肺炎，但经正规抗感染治疗效果不佳、症状无缓解或病情加重、复查胸部 X 线片或 CT 显示病灶无吸收或有扩大趋势，甚至出现新发病灶的患者，应高度警惕肺炎型肺癌的可能，即使是年轻患者也应及时行气管镜、CT 引导下肺穿刺、痰涂片细胞学等检查以明确诊断。

（刘慧莹）

参考文献

[1] 饶会林，彭文娟，方浩徽. 14 例晚期肺炎型肺癌分析 [J]. 临床肺科杂志，2013，18（9）：1630-1631.

[2] 陆映宏，杨光钊，胡建妙. 肺炎型肺癌的 CT 分析 [J]. 影像诊断与介入放射学，2007，16（1）：18-21.

病例 11
肺原始神经外胚叶肿瘤

病历摘要

【基本信息】

患者男性，21岁，学生。4天前剧烈运动后胸痛，伴咳嗽、咳少量白色黏痰，发热，体温最高38 ℃，畏寒，无咯血、呼吸困难等不适。2022年1月9日就诊于当地医院，胸部CT可见右上肺大片实变、软组织影，双肺多发圆形软组织密度影，右侧胸腔积液。当地医院考虑肺部感染，给予化痰药物，患者上述症状无缓解。2022年1月10日患者就诊于上级医院，考虑肺部感染？肺恶性肿瘤？给予口服头孢地尼片及新癀片，体温峰值无下降，胸痛症状无改善，无咯血、呼吸困难等不适，近半年体重下降约20 kg。2022年1月12日患者主因"咳嗽、咳痰、发热伴右侧胸痛 4 天"入我院治疗。

既往史：无特殊。否认手术史、外伤史、输血史；否认药物、食物过敏史。

个人史：吸烟 5 年余，每日约 10 支，偶有饮酒，未饲养动物。

【入院查体】

体温 36.4℃，脉搏 70 次/分，呼吸 19 次/分，血压 104/60 mmHg，神志清楚，对答切题，双侧瞳孔等大等圆、直径约为 2 mm，对光反射灵敏，全身皮肤黏膜未见黄染及皮疹，全身浅表淋巴结未触及肿大。右肺呼吸音低，左肺呼吸音清，未闻及明显干湿性啰音。心律齐，未闻及瓣膜杂音。双下肢无水肿。

【辅助检查】

血常规：WBC 13.70×10^9/L↑，NE% 90.10%↑，CRP 131.45 mg/L↑，ESR 83 mm/h↑。血生化：ALT 82.3 U/L↑，AST 95.4 U/L↑，LDH 343 IU/L↑。肿瘤标志物：CA12-5 112.8 U/mL↑，NSE 64.91 ng/mL↑。激素六项：LH 12.87↑，余正常。血 HCG 正常，结核及风湿免疫检查、IgG 九联检、G 试验、GM 试验均呈阴性。

腹腔及泌尿系统彩超未见异常，浅表淋巴结彩超：①左侧颈部多发淋巴结（结构欠清），较大者位于颈中，大小约 0.4 cm×1.6 cm；②双侧腋窝多发淋巴结（结构欠清），左侧较大者约 0.5 cm×1.2 cm，右侧较大者约 0.4 cm×1.2 cm；③右侧腹股沟多发淋巴结，部分肿大（结构清）。

胸部增强 CT（图 11-1）：①两肺多发团块灶、结节影，恶性可能，右侧大部分与胸壁关系密切；②多组淋巴结增大，转移可能；③两肺局部膨胀不全可能，右肺为著；④右侧胸腔及斜裂积液。

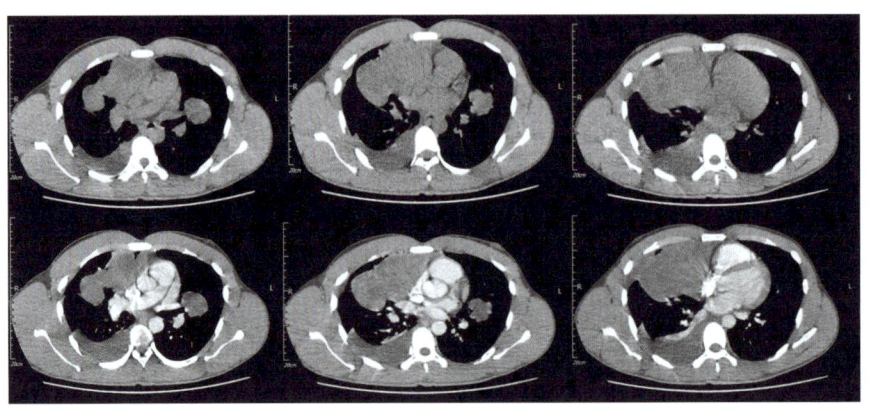

图 11-1　胸部增强 CT

诊疗经过

入院后完善相关检验及检查，予以患者盐酸莫西沙星氯化钠注射液抗感染，后因转氨酶水平升高，更换为注射用头孢唑肟钠，辅以保肝、止咳、化痰治疗。患者住院期间持续发热，经激素和抗感染药物治疗后体温控制仍欠佳。排除禁忌证后，于 2022 年 1 月 13 日行电子气管镜检查＋支气管肺泡灌洗术，镜下见左肺上下舌段分嵴增宽，管腔变窄，呈外压性改变，余各叶、段支气管管腔通畅、黏膜光滑，腔内未见新生物。于 2022 年 1 月 14 日行超声引导下纵隔肿块穿刺取活检术，术后病理：（纵隔）穿刺组织内见大量凝固性坏死，仅于局部见少量小蓝圆细胞，因挤压形态不清；CD10（－），CD117（＋），CD20（－），CD3（－），CD34（－），CD5（散在＋），CD56（少量＋），CD99（＋），Cytokeratin（－），Ki-67（＋＜20%），MPO（NS），SCLC（－），TdT（－），结合免疫组化表型，考虑为原始神经外胚层肿瘤，建议至肿瘤专科医院就诊。

最终诊断

肺原始神经外胚叶肿瘤。

述评

原始神经外胚叶肿瘤（PNET）于1973年被首次提出，是一种高度恶性肿瘤，约占肉瘤总数的10%，它起源于原始未分化的神经管胚基细胞，属于尤因肉瘤家族的单纯小圆细胞瘤，具有发病率极低、分化差和病情进展快等特点，根据发生部位的不同可分为中枢性（cPNET）和外周性（pPNET）两大类，cPNET的发病部位主要为中枢神经系统，pPNET多见于躯干、四肢、肩颈部和中枢软组织，包括胸壁、脊柱旁和腹膜后腔等，发生于肺内及纵隔的情况较少见，国内外鲜有报道，临床表现及影像学缺乏特异性，容易误诊。患病人群主要分布在白种人和拉丁裔人中，黄种人和黑种人里很少出现。主要发生在儿童和青少年中，男性发病率高于女性，男女发病比例约为2:1。临床表现无特异性，依据病变位置不同，临床症状也不相同。

发生于纵隔及肺内的pPNET由于肿瘤生长较快，常侵犯或压迫邻近肺组织、血管、支气管等，从而出现相应的胸闷、气喘等症状。CT表现为边界清楚的、密度不均匀的、较大的类椭圆形软组织密度影，常有液化区；钙化较少见，约占10%，增强CT可表现为非均质强化。PNET主要依靠组织病理学确诊，光镜下见Homer-Wright（H-W）菊形团；免疫组化染色常见有1种或2种以上神经标志物表达阳性，其中CD99常表现为阳性，具有相对特异性；其他神经源性标志物如 Ki-67 和 Syn 等表达可呈阳性，LCA 阴性及肌源性肿瘤的免疫组化检查阴性可排除淋巴瘤及小圆细胞肌源性肿瘤，进而可以诊断为 PNET。

PNET 在治疗上首选手术切除、局部大剂量放疗及联合化疗的综合疗法。根治性手术切除肿瘤可以解除占位效应，减少和消除局部复发、耐药的肿瘤细胞，从而有效提高术后放疗和化疗的效果。放疗可以减轻肿瘤负荷，术后 2～4 周需辅助放疗，以常规分割放疗为主，放疗总剂量应超过 50 Gy。化疗目前未有公认的标准模式，临床上可给予新辅助化疗及辅助化疗，以利于提高肿块切除率，改善预后，目前临床上应用最多、最有效的化疗方案为 VCA 方案（VCR+CTX+ADM）与 IFO+VP-16（依托泊苷）方案，每 3 周交替进行化疗。总体来说，PNET 预后较差，大多数患者于确诊后的 1～2 年发生局部复发及转移，平均生存时间为 6～24 个月。影响预后的因素主要有年龄、肿瘤的大小、是否有远处转移、初始治疗效果及经济条件等，提高生存率的关键在于早诊断、早治疗。

（黄珊珊　崔俊昌）

参考文献

[1] FUNAHASHI Y, HATTORI R, YAMAMOTO T, et al. Ewing's sarcoma/primitive neroectodermal tumor of the kidney[J]. Aktuelle Urol, 2009, 40（4）：247-249.

[2] 杜亚奇，刘东屏，孙明军，等. 罕见胸腺原始神经外胚层肿瘤的临床特点 [J]. 热带医学杂志，2016，16（10）：1275-1277，1289.

[3] CELLI R, CAI G. Ewing sarcoma/primitive neuroectodermal tumor of the kidney: a rare and lethal entity[J]. Arch Pathol Lab Med, 2016, 140（3）：281-285.

病例 12
遗传性出血性毛细血管扩张症

📋 病历摘要

【基本信息】

患者男性，39岁。因"胸闷、憋喘、反复鼻出血30余年，左大腿肿痛发热20天"就诊。患者自诉30年前开始出现轻微活动后胸闷、憋气，面色青紫；无明显诱因反复鼻出血；未行治疗。入院前1个月左大腿无明显诱因出现外侧疼痛、肿胀，伴高热；在外院行抗感染治疗效果不佳。就诊于我院骨科，入院胸部CT提示右肺上叶粗大树枝状高密度影，肺动静脉瘘可能性大。骨科行左下肢脓肿清除术，术后恢复良好，转至我科行进一步治疗。

既往史：2017年3月21日在腰麻下行左大腿病灶清除置管冲洗VSD负压吸引术；30年前患肺结核，20年前因右下肢骨髓炎行手术治疗（具体不详）。否认高血压等病史，否认肝炎、结核、疟疾等传染病病史，否认外伤史，否认输血史，否认药物、食物过敏史，预防接种随当地进行。

个人史：生于辽宁省，久居原籍，否认疫区居住史，否认疫水、疫源接触史，否认放射物、毒物接触史，否认毒品接触史，否认冶游史，否认吸烟史，否认饮酒史。

婚育史：24岁结婚，配偶健康状况。育有1子，体健。

家族史：父母健在，2弟1妹，体健，家族中无传染病及遗传病病史。

【入院查体】

口唇、四肢指（趾）端发绀，杵状指，双肺未闻及干湿性啰音，心率118次/分，律齐，腹部无特殊。

【辅助检查】

血常规：RBC 5.47×10^{12}/L，HGB 170 g/L。动脉血气分析：pH 7.414，$PaCO_2$ 35.8 mmHg，PaO_2 38 mmHg，HCO_3^- 22.9 mmol/L，TCO_2 24 mmol/L，BE_{ecf} −2 mmol/L，SO_2 73%。

胸部增强CT（图12-1）：右肺上叶多发粗大树枝状肺动静脉畸形。

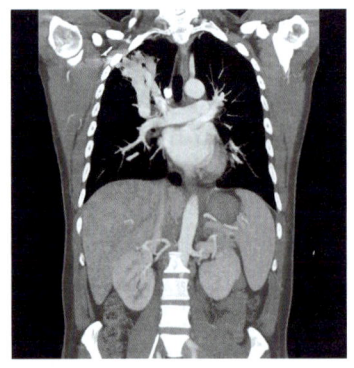

图12-1　胸部增强CT

头部 MRI（图 12-2）：双侧基底节区、侧脑室旁及半卵圆中心多发脑梗死灶。心脏超声提示左室舒张功能减低。肺功能提示轻度阻塞性通气改变，严重低氧血症。肺动脉血管造影显示右上肺巨大畸形血管团，肺动脉分支与引流静脉粗大，有肺动静脉瘘存在。

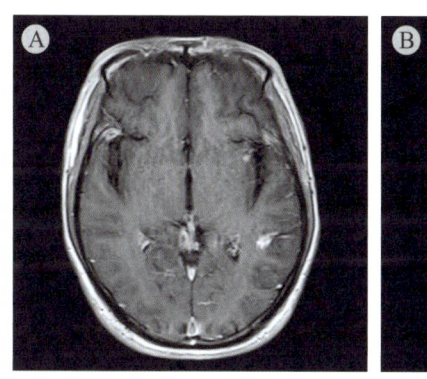
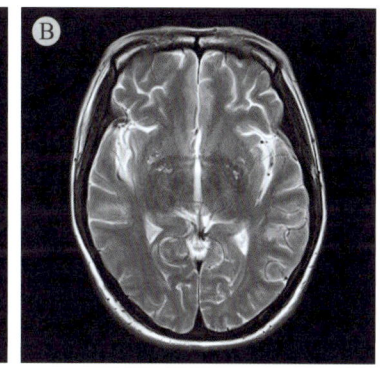

A.T_1 加权像；B.T_2 加权像。

图 12-2　头部 MRI

诊疗经过

本例患者血管造影改变，结合患者病史特点（病程长、幼年发病）和临床表现（胸闷、憋喘及反复鼻出血），可明确诊断肺动静脉畸形（PAVM）。患者直系亲属有反复鼻出血病史，尽管没有进行基因测定，仍可诊断为遗传性出血性毛细血管扩张症（HHT）。

给予患者肺动脉栓塞治疗，经肺动脉右上分支置入可解脱弹簧钢圈 3 枚（其中，20 mm～40 cm 2 枚，15 mm～30 cm 1 枚）及普通弹簧钢圈 3 枚（9 mm×2.7 mm）栓塞后，再次造影时血流明显减少（图 12-3）。

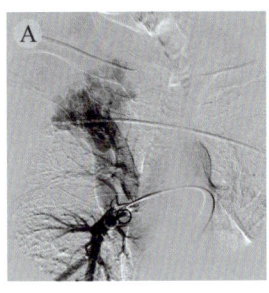 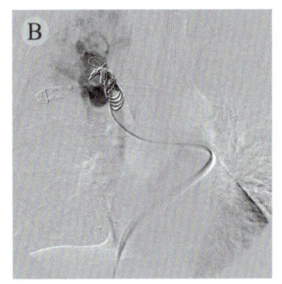 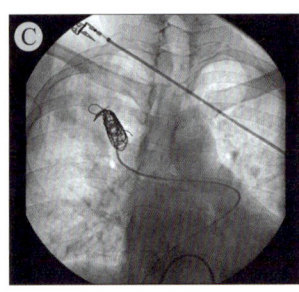

A. 肺动脉造影显示右上肺巨大畸形血管团；B. 置入弹簧钢圈后再次造影显示血流明显减少；
C. 点片显示钢圈位置优良、无移位。

图 12-3　栓塞术后造影

患者术前指脉血氧：静卧平躺 70%～74%，吸氧后 79%～83%，行栓塞术后即刻升至 96%～98%。动脉血气分析：PaO_2 67 mmHg，SO_2 94.8%。术后第 2 天血常规：RBC $5.19×10^{12}$/L，HGB 158 g/L。指脉血氧（静卧平躺）：89%～94%。动脉血气分析：PaO_2 61 mmHg，SO_2 93.4%。术后 2 年复查，胸部 X 线片显示右上肺金属弹簧钢圈影，位置、形态与肺动脉栓塞术后影像相仿，无移位、变形（图 12-4A）。胸部 CT 显示右肺上叶肺动静脉畸形，右上肺动脉分支内钢圈栓塞较为密实，右上局部肺静脉显影较前有延迟、好转（图 12-4B）。血常规：RBC $5.1×10^{12}$/L，HGB 169 g/L。动脉血气分析：PaO_2 57 mmHg，SO_2 90%。

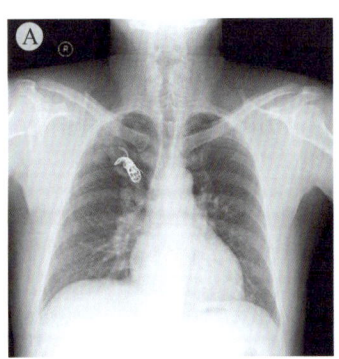 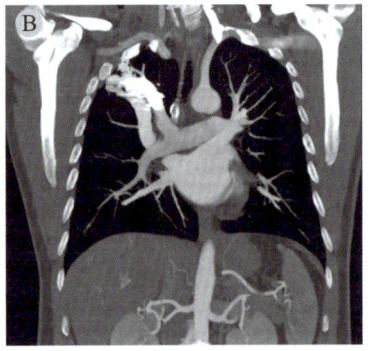

图 12-4　术后 2 年复查胸部 X 线片、胸部 CT

最终诊断

遗传性出血性毛细血管扩张症。

述评

HHT 又名 Osler-Rendu-Weber 或 Rendu-Osler-Weber 综合征，因该病由 Osler、Weber 和 Rendu 3 名学者最先对其进行描述，故以自己的名字命名了该病。该病发病的分子基础与 *endoglin* 基因或 *ALK-1* 基因突变有关。HHT 目前主要分为 2 型：HHT-1 和 HHT-2。HHT-1 是 9 号染色体上 *endoglin* 基因突变所致；HHT-2 是 12 号染色体上 *ALK-1* 基因突变所致。发生 PAVM 的主要是 HHT-1 型。

HHT 不是一出生就发病，而是随着年龄增长，发病率逐渐上升。动静脉畸形累及的部位不同，会表现为不同的临床症状，鼻出血是最常见、最早出现的症状。90% 以上患者鼻出血的症状都很明显，表现为偶尔或反复的顽固性大量鼻腔出血。皮肤黏膜毛细血管扩张发生率约为 75%，主要发生在面部、舌、嘴唇、结膜、耳和手指等部位，但也可发生在其他部位：①毛细血管扩张可发生在消化道，最常见部位是胃、十二指肠和结肠，造成胃肠道出血，患者一般因缺铁性贫血就诊，但偶尔也因急性消化道出血就诊。②肝脏受累时，大的肝动静脉畸形或肝动脉门静脉分流可引起高输出量心力衰竭、门静脉高压、肝大、盗血综合征、假性肝硬化。③PAVM 常并发中枢神经系统疾病，包括偏头痛、脑脓肿、缺血性脑卒中和短暂性脑缺血发作，常由脑血管畸形、动脉瘤、海绵状血管瘤、硬脑膜动静脉瘘、静脉瘤所致，其发生率为30%～35%，且多见于弥漫型PAVM。脑脓肿可以作为HHT伴肺动静脉瘘患者的首发症状。④除此之外，亦有肾脏、膀胱、冠状动脉、心包和视网膜血管受累的案例。

HHT患者中20%～30%会并发PAVM，好发于肺下叶，其中50%～75%发生于左肺下叶，瘘口多接近胸膜。本例发生于右肺上叶，比较罕见。PAVM在病理上分为2型：囊状肺动静脉瘘和弥漫型肺小动静脉瘘。前者瘘口部形成蜿蜒屈曲的团状血管瘤；影像学表现为孤立或多发的类圆形阴影，直径大小不等，密度均匀，边缘清晰或有浅分叶，扩张增粗的供血动脉及引流静脉连于阴影，供血动脉与肺门相连；X线透视下可见肺门血管搏动。后者动静脉之间仅有多数细小瘘管相连，无囊瘤形成，多缺乏典型征象，可表现为肺叶或肺段的斑点状阴影，也可表现为肺纹理增强、扭曲，细小的肺动静脉瘘则难以发现。PAVM主要的病理生理学改变是肺动脉压降低和肺内分流，导致顽固性低氧血症，血红蛋白代偿性升高和血液黏度增加。

大部分PAVM患者无症状，约有1/3患者表现为呼吸困难、发绀、杵状指、红细胞增多。通常单发的、直径小于2 cm的PAVM不会引起临床症状。分流量超过20%心搏出量时可有发绀、乏力、活动后气急、头晕等缺氧症状，分流量较大可导致心力衰竭。因此，直径大于3 cm的PAVM需要治疗。三维重建CT和MRI可作为肺动脉造影的补充，有利于手术及介入治疗方案的制订。肺动脉造影是确诊PAVM的金标准，测定生理性分流亦有助于PAVM的诊断。肺动脉造影可明确病变部位、形态、累及范围和程度，为临床治疗方法的选择提供依据。

PAVM的治疗方法有手术治疗和栓塞治疗。单发、孤立PAVM术后症状可完全消失，不复发。多发患者应首先切除病变最集中的肺叶，其他小病灶可局部切除。两肺弥漫型肺小动静脉瘘可行肺移植术，但手术操作复杂、创伤大、并发症多，肺动脉栓塞是比较有效安全的方法。肺动静脉瘘的及时诊断和栓塞治疗可有效预防严重神经系统并发症。栓塞材料为弹簧圈，操作简单、效果可靠、并发症少，可最大限度地保留正常肺组织及其功能。手术需选择直径较大的钢圈以避免钢圈通过瘘口进入肺静脉，将导管尽量置于接近瘘口处，使第一个钢圈前端位于一支分支内进行"锚定"，后续逐步补充推送钢圈，直至取得满意的栓塞效果。由于分流道的存在，栓塞治疗后，会出现已堵闭PAVM病灶再通或潜在PAVM病灶开放的情况，其中病灶再通的发生与灌注动脉直径大、弹簧钢圈数目较少及尺寸较大、弹簧钢圈堵闭在灌注动脉远端有关，再通的PAVM病灶可再次行栓塞治疗。

目前诊断采用Curacao诊断标准，即：①自发的或反复发作的鼻出血；②特征性部位，如嘴唇、口腔、指甲、鼻子等的毛细血管扩张；③伴有或不伴有胃肠道出血的胃肠道毛细血管扩张、肺动静脉瘘、肝动静脉畸形、脑动静脉畸形、脊髓动静脉畸形；④具有家族史。以上4项中具备其中3项者可确诊；具备2项者为疑诊；如果少于2项，则HHT可能性不大。

本例患者临床表现典型，胸部X线片和CT均显示多发性PAVM，颅脑CT显示右侧颞枕叶多发梗死灶；此外，患者还有低氧血症和高血红蛋白血症，有母系直系亲属家族史。经介入治疗后患者症状明显改善，SaO_2和PaO_2明显上升。随着随访时间延长，患者SaO_2和PaO_2略有下降，考虑有潜在PAVM病灶的开放，但目前状况良好，不需要进一步治疗，未来如果症状加重可再次行介入治疗。

（林虎）

参考文献

[1] TELLAPURI S, PARK H S, KALVA S P. Pulmonary arteriovenous malformations. Int J Cardiovasc Imaging, 2019, 35（8）: 1421-1428.

[2] SCHOTLAND H, DENSTAEDT S. Hereditary hemorrhagic telangiectasia. N Engl J Med, 2019, 381（26）: 2552.

[3] HETTS S W, SHIEH J T, OHLIGER M A, et al. Hereditary hemorrhagic telangiectasia: the convergence of genotype, phenotype, and imaging in modern diagnosis and management of a multisystem disease. Radiology, 2021, 300（1）: 17-30.

[4] SHOVLIN C L, SIMEONI I, DOWNES K, et al. Mutational and phenotypic characterization of hereditary hemorrhagic telangiectasia. Blood, 2020, 136（17）: 1907-1918.

[5] KÜHNEL T, WIRSCHING K, WOHLGEMUTH W, et al. Hereditary hemorrhagic telangiectasia. Otolaryngol Clin North Am, 2018, 51（1）: 237-254.

[6] HARWIN J, SUGI M D, HETTS S W, et al. The role of liver imaging in hereditary hemorrhagic telangiectasia. J Clin Med, 2020, 9（11）: 3750.

[7] DUMORTIER J, GUILLAUD O, ERARD-POINSOT D, et al. Hyperammonemic encephalopathy associated with hereditary hemorrhagic telangiectasia. Clin Res Hepatol Gastroenterol, 2019, 43（4）: e54-e56.

[8] AL-SAMKARI H. Hereditary hemorrhagic telangiectasia: systemic therapies, guidelines, and an evolving standard of care. Blood, 2021, 137（7）: 888-895.

[9] MEIER N M, FOSTER M L, BATTAILE J T. Hereditary hemorrhagic telangiectasia and pulmonary arteriovenous malformations: clinical aspects. Cardiovasc Diagn Ther, 2018, 8（3）: 316-324.

[10] CHEN H, WANG S, ZHOU J. Hereditary hemorrhagic telangiectasia with

pulmonary hypertension and hepatic vascular malformations. Am J Med Sci，2020，360（3）：322-323.

[11] ROBERT F，DESROCHES-CASTAN A，BAILLY S，et al. Future treatments for hereditary hemorrhagic telangiectasia. Orphanet J Rare Dis，2020，15（1）：4.

[12] FAUGHNAN M E，MAGER J J，HETTS S W，et al. Second international guidelines for the diagnosis and management of hereditary hemorrhagic telangiectasia. Ann Intern Med，2020，173（12）：989-1001.

病例 13
肺神经内分泌肿瘤

病历摘要

【基本信息】

患者女性，65岁。1个月前无明显诱因出现咳嗽，偶咳白色黏痰、咽痒、气短，活动后明显，休息后可缓解。其间患者无发热，无心前区不适，无恶心、呕吐，无腹痛、腹泻等不适，就诊于外院，于2023年5月19日行胸部CT检查：右肺上叶前段结节，右肺中叶渗出样病变，右肺中间段支气管内异常密度、不除外异物可能。2023年5月24日行胸部增强CT检查：右肺上叶前段结节，右肺中叶渗出样病变较前有所吸收，右肺中间段支气管内异常密度，考虑占位，请结合临床，必要时行病理检查。2023年5月30日行电子支气管镜检查：右肺中叶开口可见宽基底部球形新生物完全阻塞右肺中叶，部分阻塞（70%）下叶开口。肺功能检查：肺活量正常，FEV_1正常，MEF 50%、MEF 25%～75%、MEF 25%下降，最大通气量轻度下降，弥散功能正常，提示小气道功能障碍；呼吸总气道阻力、周边弹性阻力增高。肿瘤标志物 CY211、CEA 升高，进行抗感染、止咳化痰及对症治疗后，患者自诉咳嗽及气短症状有所缓解，但右肺占位未解决。遂于 2023 年 6 月 5 日主因"咳嗽、气短 1 月余"入我院。

既往史：既往有慢性乙型肝炎及脂肪肝病史，未予以规律治疗。否认手术史、外伤史、输血史；否认药物、食物过敏史。

个人史：否认吸烟、饮酒史。

家族史：家族中无传染病及遗传病病史。

【入院查体】

体温 36.9℃，脉搏 86 次/分，呼吸 20 次/分，血压 130/70 mmHg。全身皮肤黏膜未见黄染及皮疹，全身浅表淋巴结未触及肿大。呼吸正常，呼吸动度两侧对称，触觉语颤正常且两侧对称，未触及胸膜摩擦感。双肺叩诊呈清音，双肺呼吸音粗，未闻及干湿性啰音。

【辅助检查】

血常规及 CRP：WBC $5.02×10^9$/L，HGB 135 g/L，PLT $192×10^9$/L；CRP 5.08 mg/L。

凝血功能：D-二聚体 113 μg/L，BNP 53 pg/mL，CK-MB（质量法）1.6 ng/mL，hs-TnI 3.5 pg/mL，Myo 26.1 ng/mL。

血生化：肝肾功能未见异常，钾 3.09 mmol/L。

肿瘤标志物：癌胚抗原 2.49 ng/mL；神经元特异性烯醇化酶 9.44 ng/mL；非小细胞肺癌抗原 3.46 ng/mL。$β_2$ 微球蛋白 3.69 μg/mL，铁蛋白 1898 ng/mL。

结核菌特异性免疫检测试验（+）。

尿常规：胆红素（+）、尿白细胞（3+）。

抗中性粒细胞胞质抗体：Pm-Scl（3+）。PCT试验、G试验、GM试验、感染八项、便常规均未见异常。

肺功能：FVC 2.09 L，FVC% 189.7%，FEV_1 1.69 L，FEV_1% 87.1%，FEV_1/FVC 80.86。吸入支气管扩张剂后FVC 2.14 L，FVC% 91.7%，FEV_1 1.80 L，FEV_1% 92.8%，FEV_1/FVC 84.11。结论：①通气功能基本正常，未见明显阻塞或限制性通气功能障碍；②小气道功能障碍，最大通气百分比正常，残气量正常；③肺总量增多，残气量占肺总量百分比正常，弥散功能正常，气道阻力升高。气道可逆试验（−），FEV_1用药后较用药前增加6.5%。呼气NO浓度均值15 ppb。试验用药：沙丁胺醇气雾剂400 μg。

心脏超声：静息状态下，心脏结构及血流大致正常；左室舒张功能减低。肝、胆、胰、脾超声：脂肪肝（中度）。胰、脾彩色多普勒超声未见异常。血气结果：PO_2 60 mmHg、PCO_2 40 mmHg。

电子支气管镜（图13-1）镜下所见：右肺中叶开口处有新生物阻塞，镜身不能通过，右肺中叶完全阻塞，右肺下叶部分阻塞。

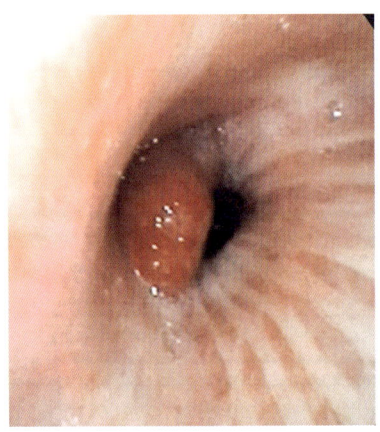

图13-1　电子支气管镜镜下所见

PET/CT：右肺中叶 FDG 摄取轻度增高，考虑恶性可能，伴右肺中叶肺不张，建议结合内镜检查；右肺上叶结节，考虑良性；双肺下叶少许炎症；胆囊切除术后；脂肪肝，副脾；左肾囊肿可能，必要时行增强 CT 检查；椎体退行性改变，宫内节育器；左侧上颌窦慢性炎，双侧脑室脉络丛钙化。

诊疗经过

患者右肺中叶支气管内新生物，影响肺通气功能，影响患者生活质量，评估患者病情，有手术适应证，无手术禁忌证。2023 年 6 月 8 日于全身麻醉下行硬质支气管镜下右肺中叶支气管新生物切除治疗（图 13-2），标本送快速冰冻病理检查。

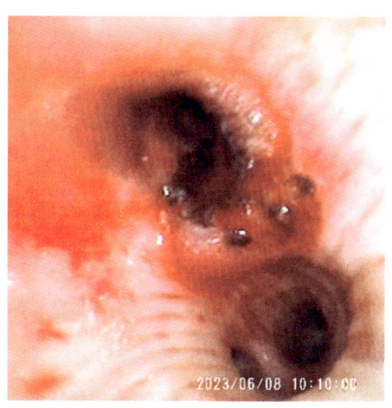

图 13-2　支气管镜下右肺中叶支气管新生物切除

冰冻病理结果（图 13-3）：（右肺中叶开口）肺组织内癌细胞浸润，肿瘤体积较小，可见胞质，异型性不明显，细胞核卵圆形，核染色质细腻，未见明确坏死及核分裂象，结合免疫组化表型，符合类癌。局部区域细胞增殖指数较高，肿瘤大小约 1 cm×0.8 cm×0.5 cm。LK（D5F）（+ < 10%），CD56（2+），

CK7（-），CgA（2+），Cytokeratin（2+），Her-2（-），Ki-67（+＜5%），NTRK（EPR17341）（-），Napsin A（-），PD-L1 SP263（TPS：0），PHH3（-），Syn（2+），TTF-1（-）。

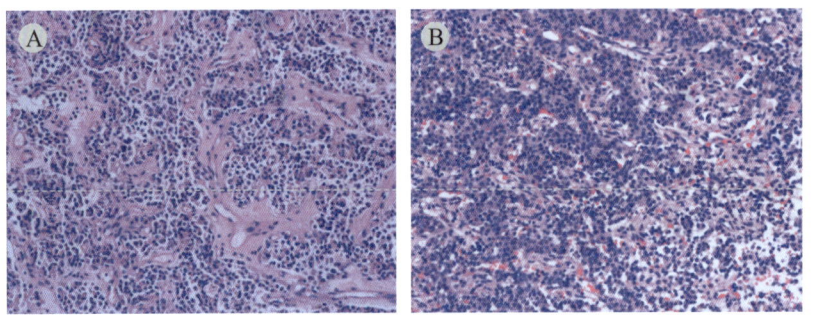

图13-3 冰冻病理结果（HE染色×10）

2023年6月16日复查电子支气管镜（图13-4）镜下所见：右肺中叶开口可见新生物切除术后改变，右肺中叶完全阻塞，右肺下叶管腔通畅。

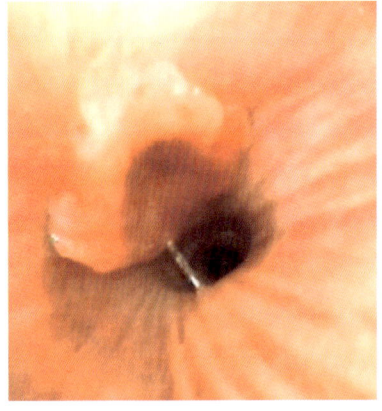

图13-4 复查电子支气管镜镜下所见（2023-06-16）

2023年6月16日复查胸部CT（图13-5）：右肺中叶实变、不张，建议进一步行增强检查；右肺上叶结节，建议定期复查随诊。

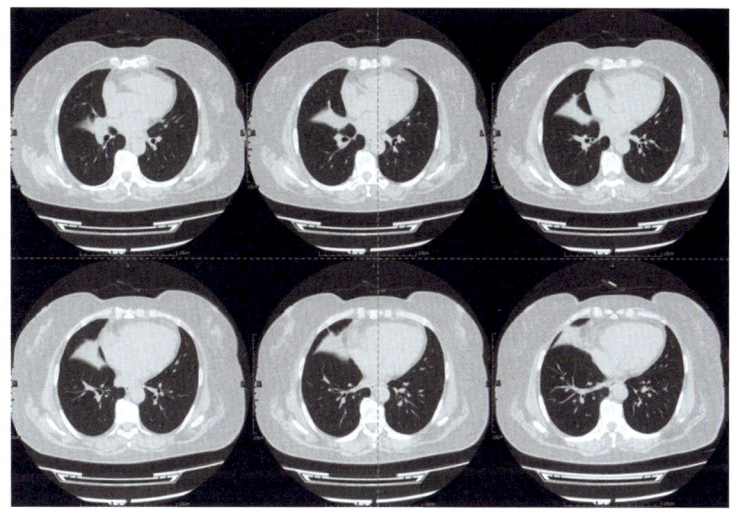

图 13-5　复查胸部 CT（2023-06-16）

2023 年 6 月 19 日，于全身麻醉下再次行硬质气管镜下右肺中叶支气管肿物切除术（图 13-6）。

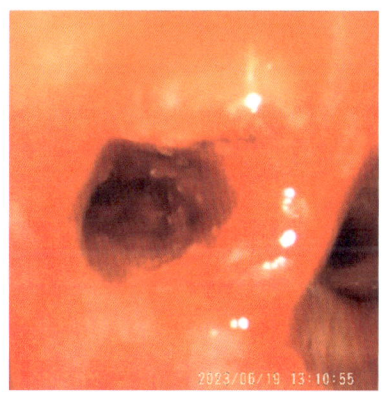

图 13-6　再次切除右肺中叶支气管肿物（2023-06-19）

2023 年 6 月 25 日复查电子支气管镜（图 13-7）镜下所见：右肺中叶支气管开口处可见肉芽组织，部分阻塞管腔，镜身可通过，触之易出血，右肺中叶支气管管腔通畅，右肺下叶支气管管腔通畅。

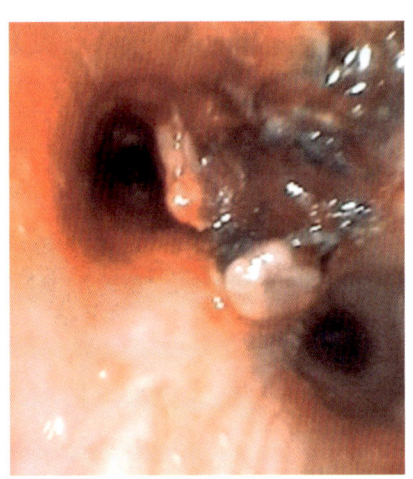

图 13-7　复查电子支气管镜镜下所见

患者气短症状减轻，化验结果大致正常后出院，出院 2 个月后复查胸部 CT 及气管镜。

最终诊断

肺神经内分泌肿瘤（肺类癌）。

述评

肺类癌是罕见的神经内分泌上皮恶性肿瘤，占所有肺癌的比例不到 1%。它分为两个亚类：典型类癌和非典型类癌。典型类癌和非典型类癌分别是低度和中度神经内分泌肿瘤。大约 80% 的肺部类癌发生在中心部位，20% 发生在外周部位。所有支气管类癌都是恶性的并且有转移的潜力。与许多其他肺癌不同，类癌与吸烟无关。类癌的确切病因尚不完全清楚，尽管一些研究表明与吸烟存在潜在联系，但因果关系仍不确定。一般发生在 5～90 岁，平均发病年龄约为 50 岁，女性发病率高于男性。

主要症状包括发热、咳嗽、咳痰、喘鸣、咯血和胸痛等。至少有 50% 的患者会出现咯血，反映出类癌的富血供。大约 25% 的患者临床无症状。绝大多数儿童的症状除了成人所有的咳嗽、咯血和肺炎三联征以外，还容易出现喘鸣和肺膨胀不全。支气管类癌可以合成、储存和分泌多肽类激素和色氨酸，如 5-羟色胺（5-HT）、促肾上腺皮质激素（ACTH）、生长抑素、缓激肽等，因此患者可出现上述激素引起的相关症状，大约 2% 的患者出现库欣综合征，2%～5% 的患者出现类癌综合征。15% 的支气管类癌会发生转移，常见转移部位是肝、骨骼、肾上腺和脑。

肺类癌放射学检测的金标准是采用静脉造影剂的计算机断层扫描（CT），通常表现为界限分明的圆形肿块，有时略微呈分叶状；中枢性类癌肿瘤可表现为钙化。当肿瘤累及支气管气道时，可观察到继发表现，包括肺不张、支气管扩张和 CT 扫描显示的透光过度区域，典型类癌和不典型类癌的影像学特征非常相似，不能区分。但 PET/CT 可区分，还有助于从高级别神经内分泌肿瘤（如小细胞或大细胞神经内分泌肿瘤）中辨别类癌。此外，奥曲肽单光子发射 CT 和其他新型成像技术，如镓标记的生长抑素类似物，在提高肺类癌的检测灵敏度方面有优势，支气管镜活检是诊断肺类癌的金标准。典型和非典型类癌的分期遵循肺癌的 TNM 分期，大多数典型类癌为 1a 期，非典型类癌通常比典型类癌分期高。

手术切除是肺类癌患者的首选治疗方法，切除的程度取决于肿瘤特征、位置和疾病阶段，Ⅰ～Ⅲ期类癌可通过手术切除，纵隔淋巴结清扫术在肺类癌中仍然存在争议。辅助治疗在肺类癌中是一个持续争论的话题，目前尚未达成共识，放化疗通常被推荐用于治疗局部晚期、不可切除的疾病，常用的放射治疗剂量是60 Gy。NCCN 指南建议在Ⅲ期非典型类癌中考虑辅助顺铂和依托泊苷化疗，联合或不联合放疗。ENETS 也主张对淋巴结阳性的非典型类癌进行辅助治疗，但不主张对典型类癌进行辅助治疗。此外，不建议对Ⅰ～Ⅲ期类癌进行辅助化疗，因为复发风险较低，建议用于Ⅲ期非典型类癌。

肺类癌的预后受肿瘤大小、分级、疾病分期和年龄的影响。5 年生存率取决于疾病的分期。一般来说，早期诊断可改善预后。Ⅰ～Ⅳ期肺类癌的 5 年生存率分别约为 93%、84%、75% 和 57%。典型类癌比非典型病例预后更好，典型类癌患者的 5 年生存率为 90%，而非典型类癌患者的 5 年生存率为 60% 左右。

（李雅静　王韧韬）

参考文献

[1] RINDI G, KLIMSTRA D S, ABEDI-ARDEKANI B, et al. A common classification framework for neuroendocrine neoplasms: an International Agency for Research on Cancer (IARC) and World Health Organization (WHO) expert consensus proposal[J]. Mod Pathol, 2018, 31 (12): 1770-1786.

[2] GOSAIN R, MUKHERJEE S, YENDAMURI S S, et al. Management of typical and atypical pulmonary carcinoids based on different established guidelines[J]. Cancers (Basel), 2018, 10 (12): 510.

[3] ROSADO DE CHRISTENSON M L, ABBOTT G F, KIREJCZYK W M, et al. Thoracic carcinoids: radiologic-pathologic correlation[J]. Radiographics, 1999, 19 (3): 707-736.

[4] STANKOVIC B, AAMODT H, BJØRHOVDE H A K, et al. The immune microenvironment in typical carcinoid lung tumour, a brief report of four cases[J].

Scand J Immunol,2020,92(2):e12893.

[5] FEROLLA P. Medical treatment of advanced thoracic neuroendocrine tumors[J]. Thorac Surg Clin,2014,24(3):351-355.

[6] CAPLIN M E,BAUDIN E,FEROLLA P,et al. Pulmonary neuroendocrine (carcinoid) tumors:European Neuroendocrine Tumor Society expert consensus and recommendations for best practice for typical and atypical pulmonary carcinoids[J]. Ann Oncol,2015,26(8):1604-1620.

[7] FILOSSO P L,RENA O,DONATI G,et al. Bronchial carcinoid tumors:surgical management and long-term outcome[J]. J Thorac Cardiovasc Surg,2002,123(2):303-309.

[8] QUEIROZ R M,SANTANA D B F,NASTRI FILHO R,et al. Endobronchial carcinoid tumor:radiological findings of a clinical case[J]. Rev Assoc Med Bras (1992),2018,64(1):15-18.

[9] DANIELS C E,LOWE V J,AUBRY M C,et al. The utility of fluorodeoxyglucose positron emission tomography in the evaluation of carcinoid tumors presenting as pulmonary nodules[J]. Chest,2007,131(1):255-260.

病例 14 嗜酸性粒细胞增多性淋巴肉芽肿

病历摘要

【基本信息】

患者女性，22岁，公司职员。2022年3月患者发现右侧颈部有肿块，就诊于当地医院，血常规提示嗜酸性粒细胞升高（未见报告），未详细检查，予以口服头孢类、激素类药物，肿块较前缩小。2022年12月2日感染新型冠状病毒后肿块再次增大，伴胸闷、气短，右侧卧位时症状加重，活动受限明显，伴咳嗽、咳痰，量少，不易咳出，伴发热，最高约38 ℃，伴恶心，就诊于当地医院，予以抗感染及其他对症治疗（具体不详），症状无好转。2022年12月21日于外院行胸部CT（图14-1）提示右肺部分支气管变窄，右肺中叶及下叶可见团块及片状影、结节影，密度不

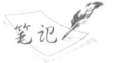

均，右肺门大，左肺上叶小斑片影，考虑右肺占位；右侧肺门、纵隔多发肿大淋巴结，腹腔、右侧腋窝肿大淋巴结；双侧肾上腺增粗；右肺感染；心包少量积液。2022年12月25日患者主因"发现右颈部肿块9月余，胸闷、气短10天"入我院治疗。

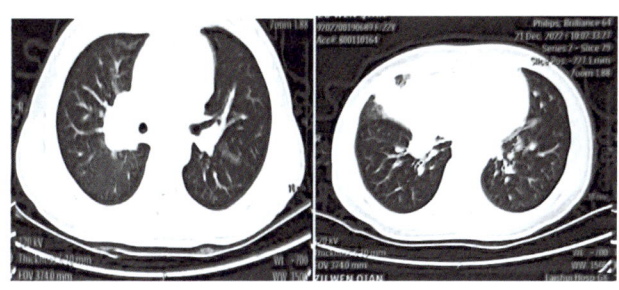

图14-1　胸部CT（2022-12-21）

既往史：无特殊基础疾病史，否认药物、食物过敏史。

个人史：否认吸烟、饮酒史。

家族史：父母及妹妹皆体健，家族中无传染病及遗传病病史。

【入院查体】

体温36.5℃，脉搏80次/分，呼吸20次/分，血压120/80 mmHg。右侧颈根部及右侧腋窝可触及多发肿大淋巴结，最大者直径约4 cm，质韧，无压痛，可触及其余浅表淋巴结。两肺呼吸音稍粗，双上肺吸气时有鸣音。心腹查体未见明显异常。

【辅助检查】

血常规：WBC 13.95×10^9/L ↑，RBC 4.2×10^{12}/L，PLT 319×10^9/L ↑，NE% 27.1% ↓，LY% 4.4% ↓，EOS% 61.9% ↑，BAS% 1.4% ↑，LY 0.61×10^9/L ↓，EOS 8.64×10^9/L ↑，BAS 0.19×10^9/L ↑。

ESR 58 mm/h ↑，CRP 44.63 mg/L ↑，BNP 335 pg/mL。

肿瘤标志物：CA12-5 61.84 U/mL ↑，FER 217.4 ng/mL ↑。

总IgE ＞ 200 IU/mL，G试验阳性，GM试验阴性。淋巴细胞亚群：总 T 细胞百分比 62.71%，总 T 细胞绝对值 379.92 个 /μL ↓，细胞毒性 / 抑制性 T 细胞绝对值 164.55 个 /μL ↓，辅助性 / 诱导性 T 细胞绝对值 205.10 个 /μL ↓，B 细胞绝对值 38.97 个 /μL ↓。曲霉 IgG 抗体弱阳性，念珠菌 IgG 抗体阳性。C3、C4、IgA、IgG、IgM、自身抗体等未见明显异常。

肺功能检查：FEV_1 2.04 L，FEV_1%（实 / 预）58.4%；FEV_1/FVC%（实）75.96%，FEV_1/FVC%（实 / 预）85.9%，DL_{CO} SB（实）6.22 mmol/（min·kPa），DL_{CO} SB（实 / 预）62.6%。

通气功能：中重度限制性通气障碍，最大通气百分比中度减退；残气量降低，肺总量下降，残总比升高（体描箱法），弥散功能轻度降低，气道阻力明显升高。

颈部淋巴结超声：双侧颈部多发肿大淋巴结，部分结构不清。

电子支气管镜（图 14-2）检查：镜下见双肺内多发结节样隆起伴坏死。病理结果:（右肺上叶）支气管黏膜慢性炎伴急性炎，可见嗜酸性粒细胞及组织细胞浸润，局灶挤压变形，可见出血、坏死，抗酸染色及结核分枝杆菌 DNA 分型检测均为阴性，请结合其他临床检查。NGS 提示常见微生态菌群。

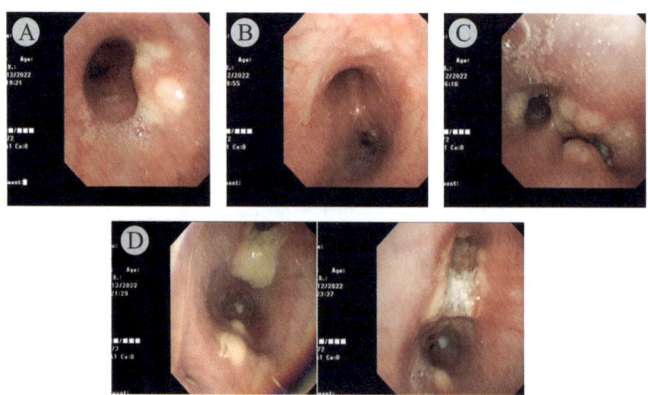

A. 左主支气管；B. 左肺上叶支气管；C. 右中间段支气管；D. 右主支气管。

图 14-2　电子支气管镜检查

诊疗经过

2023年1月10日于局部麻醉下行颈部淋巴结切除术，病理检查（图14-3）提示颈部淋巴结内见多量嗜酸性粒细胞，散在多核细胞，伴组织细胞及小血管增生，局部伴凝固性坏死，结合免疫组化及相关检查，考虑为木村病。进一步完善全身PET/CT检查（图14-4）：①右侧颈部、锁骨上下区、左侧锁骨上区、纵隔多组及两肺门、右侧腋窝、心膈角、两侧内乳动脉旁、肝胃之间、胰腺后方、双肾血管旁、腹主动脉旁多发肿大淋巴结；②右肺中下叶团块影、多发结节影，FDG摄取增高；③心包少量积液；④宫腔及双侧附件区生理性改变；⑤脑部PET/CT检查未见明显异常代谢征象。请血液科会诊后建议进一步完善骨髓穿刺检查，患者拒绝。

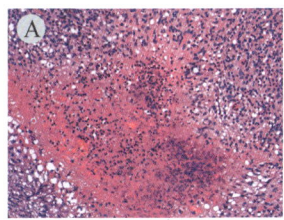 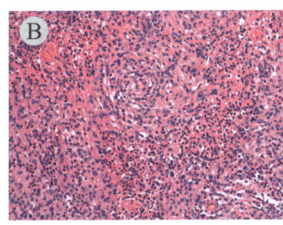 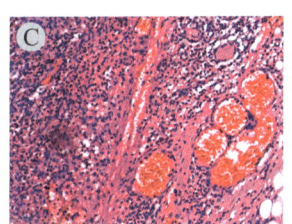

A. 坏死；B. 嗜酸性粒细胞浸润；C. 小血管增生。
图14-3 颈部淋巴结病理（HE染色×100）

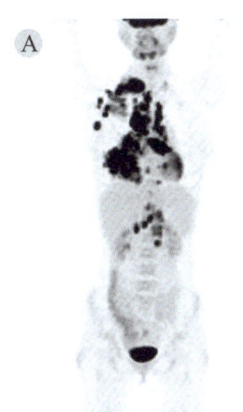 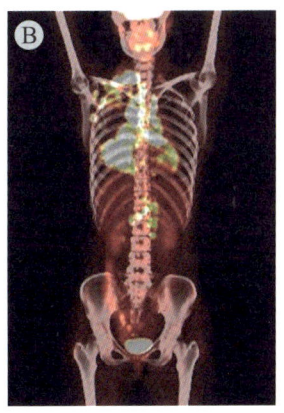

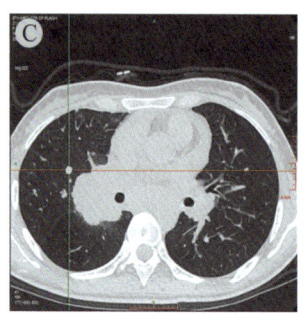
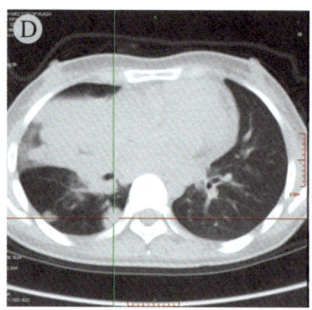

图 14-4　全身 PET/CT 检查

于 2023 年 1 月 19 日开始予以甲泼尼龙片 40 mg，每日 1 次治疗。2023 年 3 月 9 日复查胸部 CT（图 14-5）可见肺部病灶较前减小。后患者自行停药，并于外院就诊，我院保持电话随访。2023 年 4 月 18 日于外院行电子支气管镜检查＋刷检＋肺泡灌洗，病原学培养均为阴性。2023 年 4 月 28 日于外院行骨髓穿刺活检未见明显骨髓受侵证据。2023 年 5 月 11 日于外院再次行颈部淋巴结活检，病理诊断：（右颈肿物）淋巴组织增生性病变，伴大量嗜酸性粒细胞、组织细胞浸润及薄壁小血管增生，可见核仁突出的不典型细胞散在分布及灶状坏死，建议进一步鉴别肿瘤性病变与特殊感染性病变。2023 年 6 月 1 日复查 CT（图 14-6）提示肺部病灶较前增大，目前自服中药治疗。

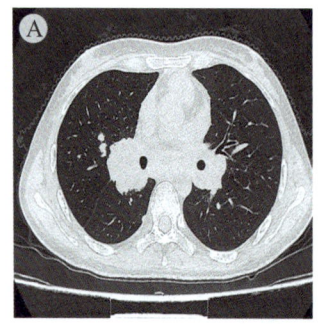
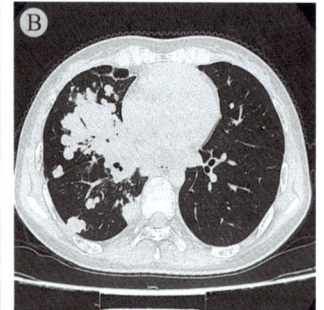

图 14-5　复查胸部 CT（2023-03-09）

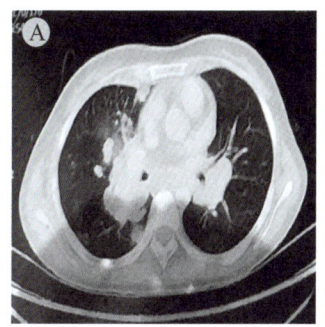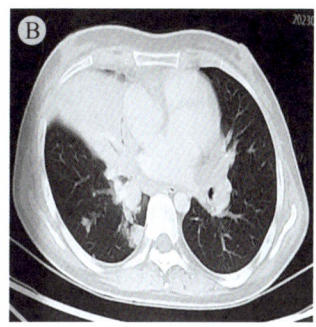

图 14-6　复查胸部 CT（2023-06-01）

最终诊断

高嗜酸性粒细胞增多症；嗜酸性粒细胞增多性淋巴肉芽肿可能；多浆膜腔积液。

述评

嗜酸性粒细胞增生性淋巴肉芽肿（eosinophilic hyperplastic lymphogranuloma）又被称为木村病（Kimura's disease，KD），是一种大量淋巴组织增生伴嗜酸性粒细胞浸润的慢性疾病，常累及头颈部皮下组织或淋巴结，可伴有腮腺和唾液腺受累，临床上表现为耳前和下颌下区域有单发或多发的无痛性肿块，少数可伴有皮肤瘙痒，单侧多见。最早由我国学者金显宅于1937年进行报道，后由日本学者Kimura对其进行详细描述并命名为Kimura's disease。本病在亚洲年轻男性中最常见，发病高峰年龄为30岁左右，男女比例为（3.5～9.0）：1；在非亚洲人群中多为散发。

木村病的病因不明，被普遍认为是一种反应性的免疫相关疾病，目前已发表的文献认为其可能与白念珠菌、寄生虫、病毒感染，节肢动物咬伤，内分泌紊乱，患自身免疫性疾病等相关，具体作用机制尚未研究清楚。目前，关于木村病是IgE介导的Ⅰ型超敏反应和炎症性疾病的说法得到了较多的认可。

木村病通常病程较长，多位于头颈部，也可累及全身其他部位，木村病患者外周血中通常具有较高水平的IgE和嗜酸性粒细胞，嗜酸性粒细胞比例可达10%～20%，甚至更高。无痛性皮下肿块、血液和组织中嗜酸性粒细胞增多，以及IgE水平显著升高三联征是该病较为典型的表现。部分患者可合并肾脏损害、脑栓塞、血栓闭塞性脉管炎、下肢深静脉栓塞、心肌炎、荨麻疹和支气管哮喘等疾病，进而表现出相应的临床症状，同时出现多系统受累的情况较为少见。本例患者以颈部无痛性肿块为首要起病症状，外周血及受累组织中嗜酸性粒细胞比例明显升高，但同时出现了淋巴及呼吸、循环等系统受累，这在临床中是相对更少见的。

木村病最常见的组织学特点为受累淋巴结具有较为完整的结构，生发中心有滤泡增生，伴有大量嗜酸性粒细胞、肥大细胞浸润，部分可有嗜酸性粒细胞微脓肿形成，伴有明显的毛细血管后微静脉增生及不同程度的纤维化。免疫组化中淋巴滤泡以B细胞为主，而滤泡间以T细胞为主，生发中心病灶内的嗜伊红沉积物主要为IgE。

目前为止，木村病还没有统一的诊断标准，临床特征无特异性表现，因此木村病的诊断较为困难。对于中青年男性，存在慢性无痛性肿块、局部淋巴结肿大、血嗜酸性粒细胞计数及血清IgE水平升高的情况，应考虑到该病。需要综合体格检查、实验室和影像学检查结果来进行诊断，明确诊断需要组织病理学检查。

需要与木村病鉴别诊断的疾病较多，良性疾病主要包括血管淋巴样增生伴嗜酸性粒细胞增多症、朗格汉斯组织细胞增多症、巨大淋巴结增生症（Castleman病）、嗜酸性肉芽肿合并多血管炎（Churg-Strauss综合征）、药物反应性淋巴结肿大、寄生虫性淋巴结炎等；恶性肿瘤主要有霍奇金淋巴瘤、血管免疫母细胞性T细胞淋巴瘤等。但有时木村病与其他疾病难以鉴别，尤其是霍奇金淋巴瘤早期，两者鉴别存在较大的困难。

木村病是一种罕见病，由于发病率较低，目前没有统一的治疗指南，治疗多以参考既往治疗经验为主。根据目前已发表的文献，木村病的主要治疗方式包括外科手术治疗、局部放疗、药物治疗等。首选治疗方式为手术切除，但较易复发，这可能与部分木村病患者为多发病灶，且部分病灶与周围软组织分界不清，手术治疗难以完全切除受累组织有关。对于单发病灶的木村病患者来说，手术治疗是首选治疗方案，但对于多发病灶的患者，是否应该进行外科手术切除目前还存在争议。此外，在木村病治疗方法中，小剂量放疗的作用也逐渐为人们所认可，常常被用于控制局部病变。对于放疗的剂量和周期尚无统一标准，现在常用的放疗剂量为25～45 Gy，常用于复发性病变和联合治疗。在药物治疗方法中，应用较多的为类固醇治疗。多数木村病患者外周血嗜酸性粒细胞、IgE水平升高，对类固醇较为敏感，应用后病灶可明显缩小，对于多脏器受累的患者，类固醇是首选治疗方式，但在药物减量过程中或停药后病情容易复发。在本病例中因患者存在多系统受累，我们在疾病初期选择应用糖皮质激素治疗，复查病灶较前明显缩小，但在停药后病情又出现反复。其他药物治疗如免疫抑制剂治疗、化疗及生物免疫治疗等，如环孢素、环磷酰胺、硫唑嘌呤、来氟米特、普仑司特、己酮可可碱、免疫球蛋白、全反式维 A 酸、他克莫司、霉酚酸酯和氯雷他定、伊马替尼或甲氨蝶呤及奥马珠单抗，以及光动力疗法皆有取得成功尝试的文献报道，然而目前皆处于探索阶段。

木村病是一种良性的淋巴组织增生性疾病，截至目前还未见其恶性转化的报道，虽然尚无标准的治疗方案，但其整体预后良好。尽管复发率高，但患者的总生存期不受影响。目前，尚缺乏预测复发的指标。

（王韧韬　赵楠楠）

参考文献

[1] LEE C C, YU K H, CHAN T M. Kimura's disease：a clinicopathological study of 23 cases[J]. Front Med（Lausanne），2022，9：1069102.

[2] FAROOQUI F, REHMAN I U, WASEEM S, et al. Kimura's disease and its masquerade with a malignancy：a case report[J]. Ann Med Surg（Lond），2022，78：103864.

[3] LEE C C, CHANG S Y, TENG W C, et al. Coexisting nodular sclerosis Hodgkin lymphoma and Kimura's disease：a case report and literature review[J]. Int J Mol Sci，2023，24（8）：7666.

[4] ZHANG G, LI X, SUN G, et al. Clinical analysis of Kimura's disease in 24 cases from China[J]. BMC Surg，2020，20（1）：1.

病例 15
右肺中间段支气管异物伴阻塞性肺炎

病历摘要

【基本信息】

患者女性，65 岁。2021 年 1 月初无明显诱因出现咳嗽、咳白色黏痰，无发热、胸痛、气短。2021 年 2 月 18 日于当地医院查胸部 CT（图 15-1）提示右肺中、下叶实变，右肺中间支气管内见软组织密度影，管腔狭窄，右肺中叶结节，右侧胸腔积液。行气管镜检查，尝试活检时出血量大，故未活检。经哌拉西林他唑巴坦抗感染治疗 1 周余，症状未明显缓解。2021 年 3 月 2 日再次行支气管镜检查，见右肺中间段外压性狭窄，不能进一步窥入，黏膜表面凹凸不平，呈鱼鳞样改变，触之易出血，呼吸时可见脓性分泌物涌出，于右肺中间段取活检组织一块，出血较多。活检病理结果：被覆纤毛柱状上皮黏膜组织轻度慢性炎。给予头孢噻肟钠舒巴坦钠、左氧氟沙星抗感染治疗10天，症状无明显改善。2021年3月患者主因"咳嗽、咳痰2月余"入我院治疗。

既往史、个人史：无特殊。

【入院查体】

体温36.3℃，脉搏78次/分，呼吸20次/分，血压90/60 mmHg。呼吸动度两侧对称，触觉语颤右下肺增强，未触及胸膜摩擦感。左肺叩诊呈清音，呼吸音清，未闻及干湿性啰音，右下肺叩诊浊音，呼吸音低。心腹未见异常，双下肢无水肿。

【辅助检查】

血常规：HGB 103 g/L，其余指标正常。尿、便常规正常。

D-二聚体 4412 μg/L，FDP 22 800 μg/L，其余凝血功能检验结果均正常。肝肾功能、电解质、血糖均正常。

肿瘤标志物：CEA、AFP、SCC、NSE、铁蛋白均正常，CA211 4.21 ng/mL，CA724 10.87 U/mL。

ESR 82 mm/h，CRP、PCT在正常范围内。G试验、GM试验阴性，T-SPOT.TB阳性，痰抗酸染色阴性，结核分枝杆菌耐药基因检测阴性，结核分枝杆菌复合群双基因检测阴性。

痰细菌、真菌培养：正常菌群。

头颅MRI：双侧额叶皮质下区少量脑白质病变。

全身骨显像：未见异常。

2021年2月18日胸部CT（图15-1A）：①右肺肺门见不规则软组织影、内见点状钙化，增强扫描不均匀强化；②右肺中下叶有片状、斑片状实变影，内见充气支气管征；③右中间段及右中下叶支气管管壁增厚、局部管腔见软组织影、伴狭窄闭塞；④右侧胸膜局部增厚。

诊疗经过

入院后以左氧氟沙星注射液 0.5 g，每日 1 次进行抗感染治疗，以吸入用乙酰半胱氨酸溶液进行雾化化痰治疗。2021 年 3 月 11 日复查胸部 CT：与 2021 年 3 月 1 日胸部 CT（图 15-1B）比较可见治疗后，右中下叶实变斑片影有所吸收，腔内病灶仍存（图 15-1C）。又行支气管镜检查（图 15-2A）见右中间段支气管管腔明显狭窄，黏膜鳞状上皮改变，腔内靠内侧壁可见结节样新生物，支气管镜可勉强通过，通过后见右中叶、下叶各级支气管黏膜明显肿胀肥厚，管腔略狭窄，有较多黏膜白色分泌物（图 15-2B），未见新生物。于右中间段取一块组织进行活检，出血量约 100 mL。黏膜活检病理结果提示假复层纤毛柱状上皮黏膜慢性炎，局部可见少量嗜酸性粒细胞浸润。支气管取出物培养为正常菌群，X-pert 试验阴性。完善 PET/CT 检查（图 15-3A），提示右侧中间段支气管、右肺中叶及下叶支气管近端管壁增厚（最大 SUV 7.2），并右肺中下叶实变（最大 SUV 6.7），考虑炎性病变，结核或非结核分枝杆菌感染可能性大。为进一步获取组织、明确病理，行介入栓塞治疗，支气管动脉造影（图 15-3B）显示右侧多支肋间动脉、膈下动脉及锁骨下动脉分支发出迷走支气管动脉异常增粗，远端分支紊乱，予以吸收性明胶海绵颗粒进行选择性栓塞。次日在全身麻醉下行支气管镜新生物切除术，于右中间段膜部靠近内侧壁见结节样新生物，两侧黏膜质脆，极易出血，应用电针将中间段新生物切除（图15-2C），辅以内镜下氩等离子体凝固术（APC）充分止血。切除的组织标本中可见约2.5 cm透明线状异物（图15-2D）。切除组织病理回报（图15-4）：假复层纤毛柱状上皮黏膜慢性炎伴急性炎，固有膜多量浆细胞及嗜酸性粒细胞浸润伴炎性肉芽组织增生，未见明确恶性改变。患者症状好转，出院后随访，咳嗽、咳痰症状未再反复。

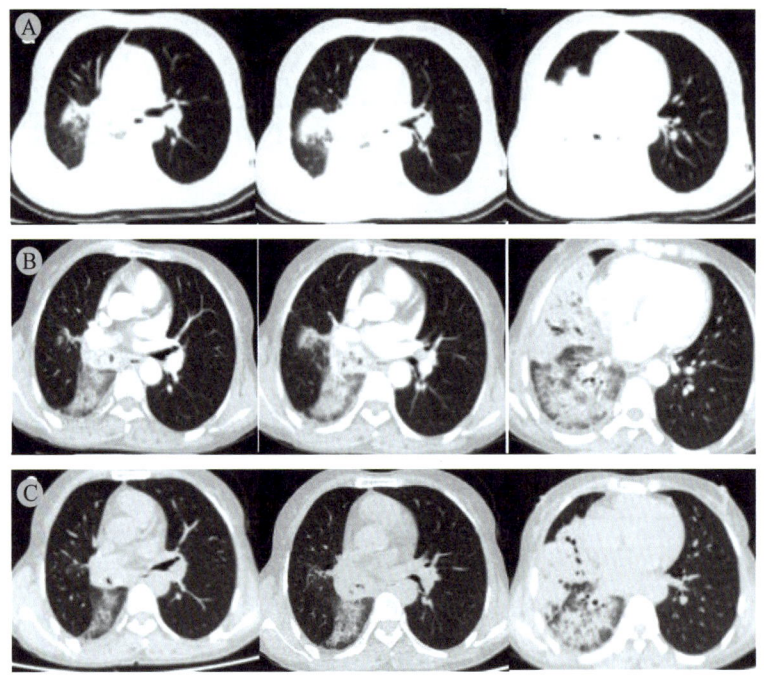

A. 2021年2月18日；B. 2021年3月1日（抗感染治疗1周余）；C. 2021年3月11日（抗感染治疗10天）。

图 15-1　胸部 CT

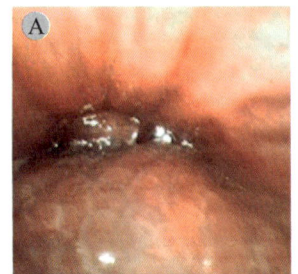
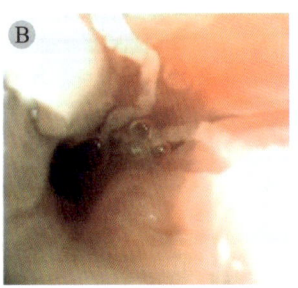

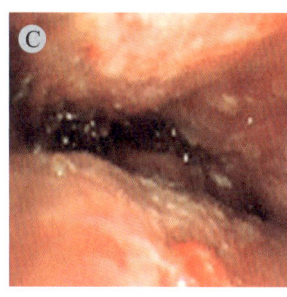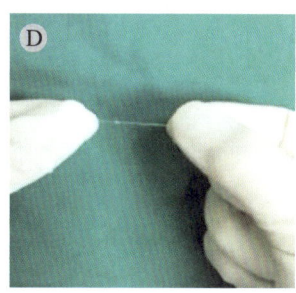

A.普通气管镜检查可见右中间段结节样新生物、黏膜鳞状上皮改变；B.右下叶各级支气管黏膜明显肿胀肥厚，伴白色分泌物；C.全麻下气管镜检查，电针切除中间段新生物；D.线状透明异物。

图 15-2 气管镜检查

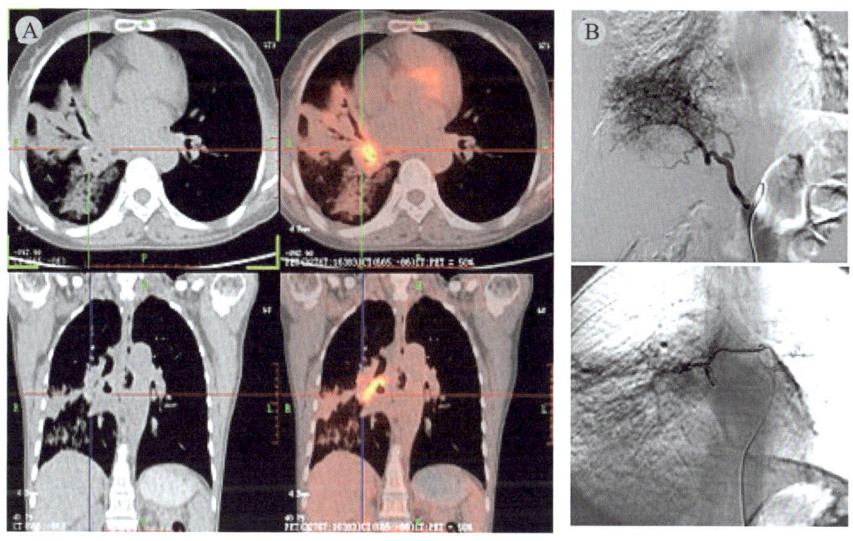

图 15-3 PET/CT、支气管动脉造影及介入栓塞治疗

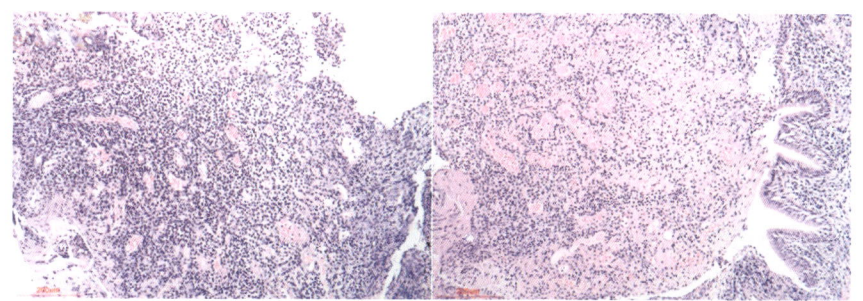

图 15-4 组织病理（HE 染色 ×100）

最终诊断

右肺中间段支气管异物伴阻塞性肺炎。

述评

气管支气管异物是临床常见的危及生命的急症，多见于儿童。成人气道异物发生率没有确切统计数据，但并不罕见。英国一项纳入25 998例成人气管镜检查的回顾性研究显示，气道异物占气管镜检查原因的0.25%。约75%的患者无法主动提供误吸病史，50%的患者在异物取出后仍无法回忆起误吸过程。外源性异物吸入的主要危险因素包括：①进食或口含异物时嬉笑、哭闹；②气管插管、上气道手术、下气道操作，牙科操作等将牙齿、医疗器械部件带入或掉落；③创伤后意识丧失、药物或酒精中毒及麻醉状态；④年龄增大、中枢神经系统疾病相关的喉反射减退、防御功能不全。需注意的是，亦有10%左右的患者不存在以上危险因素，如本例患者。由于右侧支气管直径大、角度小，右侧肺活量较大，异物嵌顿最常发生在右肺下叶基底段、右中间段支气管中，也可能发生于左下叶支气管、右主支气管、左主支气管等。异物嵌顿引起的局部病理变化取决于异物的性质、形状、停留时间等因素。表面光滑或矿物性的异物诱发的炎症反应轻微；植物性异物，如花生、辣椒皮等，黏膜刺激性较强；化学性异物刺激性强，局部炎症明显。

气管支气管异物的临床症状缺乏特异性，与异物的形状、质地、位置、时间等相关。如异物嵌顿在主气道，在异物吸入期可

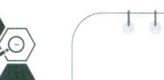

病例15 右肺中间段支气管异物伴阻塞性肺炎

有剧烈呛咳、呼吸困难、窒息等症状。异物嵌顿初期，可有长短不定的安静期，仅有轻微咳嗽；随着局部持续刺激继发炎症、堵塞，出现咳痰、喘息、胸痛、发热等症状；反复的气道炎症、局部肉芽增生，导致同一部位反复发生肺炎、肺不张、肺脓肿、脓胸，进入并发症期。此外，还有2%～10%的患者无明显症状，为影像学检查偶然发现。

正侧位胸部X线片为气管支气管异物的首选影像学检查，约1/4的病例可见不透光异物直接显像，肺气肿或肺不张等间接征象发现率约为80%。对于胸部X线片正常的疑似异物吸入者应行胸部CT检查，CT多平面重建有助于对异物进行定性和定位。除直接显像外，胸部CT可见的异物间接征象包括局限性支气管阻塞、纵隔移位、阻塞性肺气肿、阻塞性肺炎、气胸、纵隔气肿、肺脓肿、胸腔积液、支气管扩张等，CT仿真内镜可提高异物检出的敏感性及特异性。可弯曲支气管镜检查是诊断气管支气管异物的金标准，能明确异物是否存在，了解异物的性质和位置。可能的镜下表现有：①异物直接可见；②黏膜水肿（隐藏异物）；③肉芽组织增生或包裹，镜下易出血，且出血量可较大（如本例患者）；④支气管狭窄或闭塞；⑤坏死物附着，伴阻塞性肺炎时可见较多脓性分泌物；⑥周围黏膜鳞状上皮化生等。

对于有明确误吸史、典型症状和体征、影像学直接征象者，气管支气管异物的诊断并不困难。对缺乏上述典型特征的患者，误诊率较高，50%～80%曾被误诊为其他疾病，如肺结核、肺癌、肺炎、支气管哮喘等，老年患者更易被误诊为慢性阻塞性肺疾病、心力衰竭或肺炎，误诊时间最长达55年。因此，对于有慢性呼吸道症状，如反复咳嗽、不典型哮喘，且治疗效果不佳的患者，尤

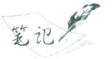

其是肺部感染反复发生在同一位置时，需警惕气管支气管异物的可能。对于此类患者，临床医生需敏锐地识别危险因素、反复询问患者气道异物吸入史、仔细阅读影像学资料，关注气道内是否有高密度影、肿块伴气道内钙化，对于支气管镜下新生物，病理学检查如果提示慢性炎症或非坏死性肉芽肿，也不能排除存在异物的可能。

临床实践证明可弯曲支气管镜取出是一种成熟、安全、成功率较高的气道异物取出方法，对于非危及生命的异物，首选可弯曲支气管镜下取出异物。根据异物的形状、软硬、表面光滑程度等，灵活选用辅助工具，如抓钳、圈套器、网篮、反张异物钳、磁铁提取器、冷冻探头等。气管镜麻醉方式应根据取出异物的难度及操作对象的耐受性来选择，通常情况下局部麻醉即可。对于威胁生命的、处于中心气道或较大的异物，仍建议采用硬质支气管镜取出。仅有少数难取的异物需行外科手术取出。

大多数患者在异物去除的 1～14 天后即有明显的临床改善，6 周至 3 个月内随访影像学，对于肉芽组织增生明显的患者，在 1～3 个月内复查气管镜，通常肉芽组织可消退。

（张信信）

参考文献

[1] SEHGAL I S, DHOORIA S, RAM B, et al. Foreign body inhalation in the adult population: experience of 25, 998 bronchoscopies and systematic review of the literature[J]. Respir Care, 2015, 60（10）: 1438-1448.

[2] BLANCO R M, BOTANA-RIAL M, GARCIA-FONTAN E, et al. Update in the extraction of airway foreign bodies in adults[J]. J Thorac Dis, 2016, 8（11）: 3452-3456.

病例 16
Kartagener 综合征（一）

病历摘要

【基本信息】

患者女性，40岁。自2004年开始无明显诱因出现反复咳嗽，咳黄痰，间断应用抗生素及化痰平喘药物治疗可缓解。2009年因咳嗽加重至我院就诊，胸部CT提示内脏转位，支气管扩张伴感染。2016年开始出现活动后喘憋，运动耐力下降。因"反复咳嗽、咳痰16年，加重1个月"于我院住院治疗。

既往史：10年鼻窦炎及中耳炎病史，自幼丧失嗅觉。

个人史、家族史：无特殊。

【入院查体】

体温36.5 ℃，脉搏80次/分，呼吸20次/分，血压120/78 mmHg。

口唇无发绀,右侧鼻腔可见半透明新生物,粗测听力正常。颈软,无颈静脉怒张;听诊双肺可闻及痰鸣音;心脏位于右侧,右侧锁骨中线第 5 肋间隙内 0.5 cm 处可触及心尖冲动。腹软,无压痛,四肢活动好。

【辅助检查】

鼻一氧化氮测定:8 bbp。肺功能提示中度阻塞性通气功能障碍,呼气峰流速下降,弥散功能正常。

胸部 CT+ 副鼻窦 CT(图 16-1):内脏完全转位,双肺弥漫分布微结节,多发囊状扩张支气管,双肺下叶支气管管腔内可见高密度影填充,左肺中叶体积缩小,成三角形高密度影;双侧上颌窦、筛窦、额窦、蝶窦内见密度增高影,慢性鼻炎。此次(2020 年)胸部 CT 与 2009 年胸部 CT 比较可见支气管扩张明显加重(图 16-2)。

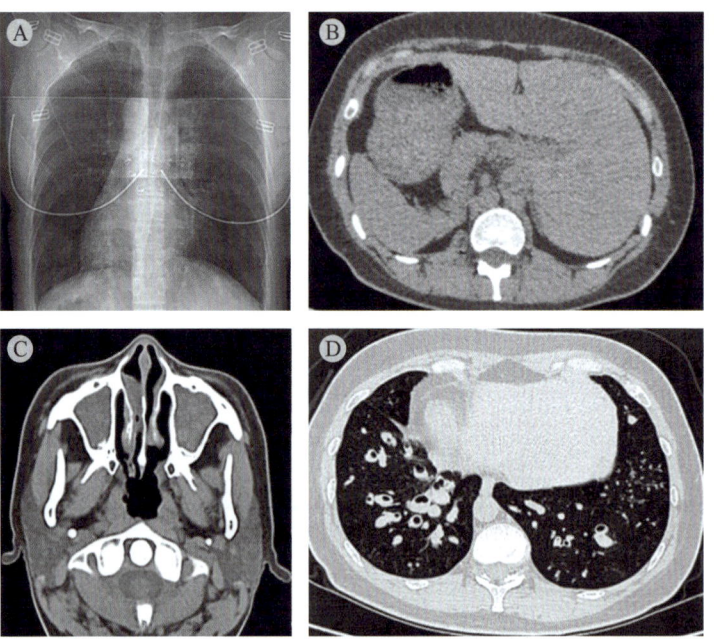

A、B. 内脏转位(右位心,肝脏在左,脾脏在右);C. 多组鼻窦炎,鼻炎;
D. 双下肺囊性支气管扩张及"树芽征"。

图 16-1　患者影像图片

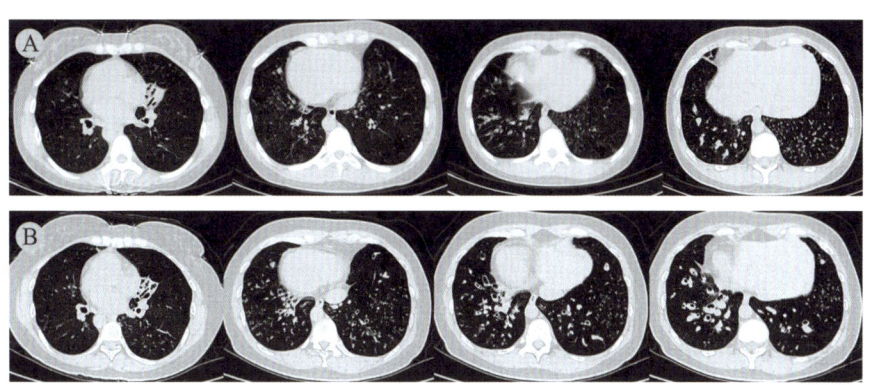

A. 2009 年胸部 CT；B. 2020 年胸部 CT。

图 16-2　胸部 CT 进展

鼻内镜可见右侧中鼻道息肉组织。

支气管镜检查可见主气道大量黏性分泌物，取支气管黏膜组织刷检送电镜检测可见部分纤毛外动力臂缺失及复合纤毛（图 16-3）。高速视频显微镜下观察纤毛摆动频率减慢。

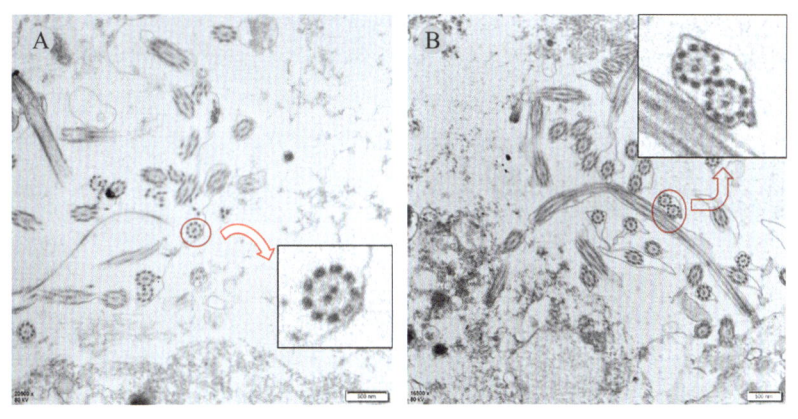

A. 部分纤毛外动力蛋白臂缺失；B. 部分纤毛外动力蛋白臂缺失及复合纤毛。

图 16-3　支气管镜检查

采集全血标本，提取基因组 DNA 进行外显子基因检测，结果发现 *DHAH5* 基因 63 号外显子出现一个杂合突变，在 10616 号核苷酸由鸟嘌呤（G）变为腺嘌呤（A）（c.G10616A）的突变（图 16-4 箭头所示），导致第 3539 号氨基酸由精氨酸变为组氨酸

（p.R3539H）。该位点为国外已报道的位点。

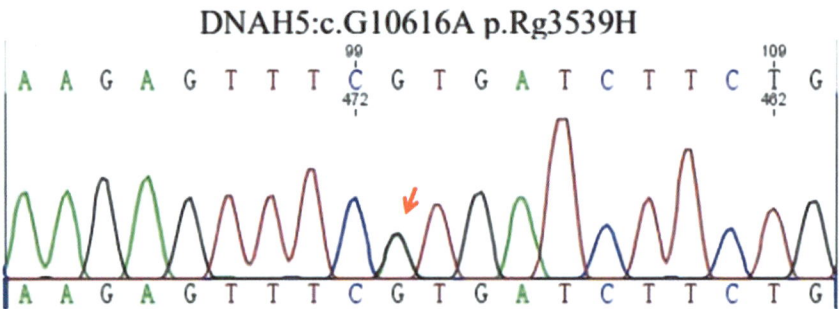

图16-4　全外显子基因检测示 *DNAH5* 基因63号外显子 c.G10616A 突变

诊疗经过

患者经头孢联合左氧氟沙星抗感染、乙酰半胱氨酸雾化化痰治疗后症状好转。出院后长期门诊随诊指导患者体位引流排痰及肺康复锻炼，患者病情平稳。

最终诊断

Kartagener综合征。

述评

Kartagener综合征（KS）属于原发性纤毛运动障碍（PCD）的一种亚型，研究发现KS约占PCD的50%，推测内脏转位是在胚胎发育中由于胚节纤毛功能障碍使内脏出现转位或不转位的随机事件。

KS患者并不会在出生时就表现出所有临床症状，而是随着年龄增长，反复发生慢性咳嗽和呼吸道感染，临床症状逐渐典型。对于表现为完全型KS的患者（同时出现鼻窦炎、支气管扩张、内脏转位三联征），诊断相对容易，但确诊时间往往会延迟。不伴有内脏转位的PCD临床异质性较大，加之临床医生对此病可能认识水平不足，极易漏诊和延误诊断，很多患者确诊时已进展至终末状态。早期确诊PCD，尽早开始接受健康指导及肺康复锻炼对于改善患者预后极为重要。本例KS患者在年幼时就常出现反复咳嗽、咳痰症状，但直至中年才确诊。目前，国内缺乏KS长期随访的肺功能及影像学数据，本病例首次对比了患者前后11年随访的胸部CT变化，更直观地展示出疾病进展的过程及肺部病变影像学特征——微结节弥漫性分布，双下肺为主的囊性支气管扩张及黏液栓形成。

对于临床疑似PCD的患者，目前常用的检测方法主要有鼻一氧化氮测定、纤毛透射电子显微镜（TEM）分析、高速视频显微镜分析（HSVA）、基因分析和免疫荧光检测。TEM是既往确诊PCD的重要方法，但在此方法下仍有30%的确诊患者在纤毛电镜检查下未能见到超微结构异常。随着基因检测技术的发展，外显子基因检测技术已作为重要的诊断技术用于临床，但鉴于检测技术的局限性，没有单一的检测试验可作为诊断PCD的金标准。2018年美国胸科学会（ATS）指南对PCD的诊治流程给出建议，将满足以下4条临床症状中2条及以上的患者作为PCD筛查的高危人群：①足月儿出现原因不明的呼吸窘迫；②6月龄内起病的常年咳嗽；③6月龄内起病的常年鼻塞；④内脏转位。对高危人群建议采用鼻一氧化氮测定做初步筛查，疑似病例采用基因扩增

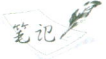

检测，发现PCD相关基因的双等位基因变异即可明确诊断，无明确基因变异的高度疑似患者需进一步寻找电镜下纤毛结构异常、纤毛活动异常的证据。临床症状综合上述检测方法可以提高对PCD的诊断能力。

本例患者符合完全型KS的临床表现，透射电镜也可见部分纤毛外动力臂缺失及复合纤毛，支持了原发性纤毛功能障碍的诊断。

PCD的致病基因复杂多样，近年来与纤毛活动相关的新基因不断被发现，目前已报道了40种可导致PCD的基因变异。2018年ATS指南及欧洲呼吸学会发表的指南均支持早期基因检测作为PCD的一项确诊依据。常见基因变异包括编码轴丝外动力蛋白臂（ODA）的 *DNAH5*、*DNAH9*、*DNAH12*、*DNAI1*、*ARMC4* 和 *CCDC103*，编码轴丝内动力蛋白臂（IDA）的 *DNALI1* 等。不同的突变基因可能与疾病表型和预后相关。本例KS患者的全外显子测序仅检测到 *DNAH5* 基因一个变异位点，与既往报道的纯合或复合杂合的双等位基因突变遗传方式不相符。研究发现 *DNAH5* 是PCD的高频致病基因，目前报道的PCD基因检测中 *DNAH5* 占28%～35%。PCD是否存在单基因杂合突变致病仍不清楚。在意大利的一项纳入47例PCD患者的研究中，6例患者存在单基因杂合突变，其中有4例为 *DNAH5* 单基因杂合突变。在我国广州呼吸疾病研究所报道的5例KS病例系列研究中也发现有2例患者为单杂合突变。目前仍有大约30%的PCD患者无法通过基因检测确定诊断，因此基因检测阴性并不能排除PCD的诊断。

对于本例PCD患者出现单杂合基因突变可能的解释包括：①受限于外显子基因检测技术，编码区的下一代测序筛查存在无法检测到的致病突变（如启动子、内含子和其他调控序列的突变）；②PCD基因之间的相互作用，以及存在未知突变基因的可能等；③本例患者携带有单基因杂合 *DNAH5* 突变，是否为致病原因还需要进一步研究验证。

总之，原发性纤毛运动障碍是临床异质性及基因异质性均较强的罕见遗传病，漏诊和延误诊断相当普遍。我们在国内首次报道了KS患者随诊11年的胸部影像学变化，更直观地加深了对该疾病进展的认识。随着基因检测技术的快速发展，全外显子基因检测技术已应用于临床，但仍有未知的突变基因和基因之间的相互作用等有待探索。随着病例和基因数据的积累及PCD基因突变数据库的建立，基因检测技术对PCD的早期诊断能力将逐渐提高。对确诊患者及家族成员进行基因检测，也有助于尽早诊断家族中其他成员是否患有PCD，并为产前筛查和遗传咨询提供依据。

（韩晓博　王韧韬）

参考文献

[1] 中国罕见病联盟呼吸病学分会，原发性纤毛运功障碍诊断与治疗中国共识专家组. 原发性纤毛运动障碍诊断与治疗中国专家共识[J]. 上海医学，2020，43（41）：193-202.

[2] LEIGH M W，PITTMAN J E，CARSON J L，et al. Clinical and genetic aspects of primary ciliary dyskinesia/Kartagener syndrome[J]. Genet Med，2009，11（7）：473-487.

[3] AFZELIUS B A，STENRAM U. Prevalence and genetics of immotile-cilia syndrome and left-handedness[J]. Int J Dev Biol，2006，50（6）：571-573.

[4] LUCAS J S，DAVIS S D，OMRAN H，et al. Primary ciliary dyskinesia in the genomics age[J]. Lancet Respir Med，2020，8（2）：202-216.

[5] NARAYAN D, KRISHNAN S N, UPENDER M, et al. Unusual inheritance of primary ciliary dyskinesia（Kartagener's syndrome）[J]. J Med Genet, 1994, 31（6）: 493-496.

[6] HOSIE P, FITZGERALD D A, JAFFE A, et al. Primary ciliary dyskinesia: overlooked and undertreated in children[J]. J Paediatr Child Health, 2014, 50（12）: 952-958.

[7] LUCAS J S, BARBATO A, COLLINS S A, et al. European Respiratory Society guidelines for the diagnosis of primary ciliary dyskinesia[J]. Eur Respir J, 2017, 49（1）: 1601090.

[8] TAN S Y, ROSENTHAL J, ZHAO X Q, et al. Heterotaxy and complex structural heart defects in a mutant mouse model of primary ciliary dyskinesia[J]. J Clin Invest, 2007, 117（12）: 3742-3752.

[9] NOONE P G, BALI D, CARSON J L, et al. Discordant organ laterality in monozygotic twins with primary ciliary dyskinesia[J]. Am J Med Genet, 1999, 82（2）: 155-160.

[10] 田欣伦, 王世波, 徐凯峰, 等. 原发性纤毛运动障碍17例临床特点分析 [J]. 中华结核和呼吸杂志, 2017, 40（4）: 278-283.

[11] HORANI A, BRODY S L, FERKOL T W. Picking up speed: advances in the genetics of primary ciliary dyskinesia[J]. Pediatr Res, 2014, 75（1/2）: 158-164.

[12] 邹思凡, 肖坤, 解立新. 罕见病原发性纤毛运动障碍综述 [J]. 解放军医学院学报, 2017, 38（10）: 191-193.

[13] SHAPIRO A J, DAVIS S D, POLINENI D, et al. Diagnosis of primary ciliary dyskinesia: an official American Thoracic Society clinical practice guideline[J]. Am J Respir Crit Care Med, 2018, 197（12）: e24-e39.

[14] HORANI A, FERKOL T W. Advances in the genetics of primary ciliary dyskinesia: clinical implications[J]. Chest, 2018, 154（3）: 645-652.

[15] DAVIS S D, FERKOL T W, ROSENFELD M, et al. Clinical features of childhood primary ciliary dyskinesia by genotype and ultrastructural phenotype[J]. Am J Respir Crit Care Med, 2015, 191（3）: 316-324.

[16] DAVIS S D, ROSENFELD M, LEE H S, et al. Primary ciliary dyskinesia: longitudinal study of lung disease by ultrastructure defect and genotype[J]. Am J

Respir Crit Care Med, 2019, 199（2）: 190-198.

[17] HORNEF N, OLBRICH H, HORVATH J, et al. DNAH5 mutations are a common cause of primary ciliary dyskinesia with outer dynein arm defects[J]. Am J Respir Crit Care Med, 2006, 174（2）: 120-126.

[18] BOARETTO F, SNIJDERS D, SALVORO C, et al. Diagnosis of primary ciliary dyskinesia by a targeted next-generation sequencing panel: molecular and clinical findings in italian patients[J]. J Mol Diagn, 2016, 18（6）: 912-922.

[19] YUE Y, HUANG Q, ZHU P, et al. Identification of pathogenic mutations and investigation of the notch pathway activation in Kartagener syndrome[J]. Front Genet, 2019, 10: 749.

[20] LI Y, YAGI H, ONUOHA E O, et al. DNAH6 and its interactions with PCD genes in heterotaxy and primary ciliary dyskinesia[J]. PLoS Genet, 2016, 12（2）: e1005821.

病例 17
Kartagener 综合征（二）

病历摘要

【基本信息】

患者男性，20岁。6年余前无明显诱因出现咳嗽、咳痰，痰为黄色，量多，偶有发热，体温不超过38 ℃，伴有鼻塞，无胸痛、咯血，无流涕等不适。就诊于当地医院，诊断为肺部感染、支气管扩张、鼻窦炎，抗感染治疗后症状可缓解。后上述症状反复发作，每年至少住院1次，每次入院经抗感染治疗后症状缓解。2天前患者受凉后再次出现咳嗽，咳黄痰，量多，无发热、咯血等。病程中患者自觉活动耐力较同龄人差，秋冬季节易感冒，遂到我院就诊，主因"间断鼻塞、咳嗽、咳痰6年余，再发2天"入院。

既往史：既往体健，2017年因鼻息肉于当地医院行右侧鼻息肉切除术。否认外伤史、输血史；否认食物、药物过敏史。

个人史：否认吸烟史、饮酒史。

家族史：否认父母近亲结婚，父母体健，家族中无类似疾病史。

【入院查体】

体温 36 ℃，脉搏 78 次/分，呼吸 18 次/分，血压 110/70 mmHg。全身皮肤黏膜未见黄染及皮疹，全身浅表淋巴结未触及肿大，双侧副鼻窦区无压痛。胸廓正常无畸形，呼吸运动正常，肋间隙正常，触觉语颤正常。肺部叩诊呈清音，双肺呼吸音清，双下肺可闻及少量湿性啰音，未闻及胸膜摩擦音。心前区无隆起，心界正常，心率 78 次/分，律齐，心音正常，各瓣膜区听诊未闻及杂音。腹软，无压痛，无反跳痛，肝脾肋下未触及。

【辅助检查】

血常规、尿常规、便常规、肝功能、电解质、淋巴细胞亚群绝对计数未见异常。CRP 20.38 mg/L，IgA 5.46 g/L，IgG、IgM 正常。

心脏彩超见镜面右位心，静息状态下心脏结构及功能大致正常，二尖瓣、三尖瓣少量反流。腹部彩超见肝位于左侧，肝、胆、胰超声未见异常；脾位于右侧，脾下极实性结节，考虑副脾；双肾、前列腺超声未见异常。

鼻一氧化氮测定：$FeNO_{50}$ 8 ppb，$FeNO_{10}$ 28 ppb。肺功能提示轻度阻塞型通气功能障碍，舒张试验阴性。

鼻窦 CT：副鼻窦炎；左侧鼻甲肥大，鼻黏膜增厚；左侧咽扁桃体增大（图 17-1B）。

胸部 CT：内脏完全转位，双肺多发斑片状渗出，较 2021 年 8 月加重；可见支气管充气征，支气管扩张（图 17-1A、图 17-1C、图 17-1D）。

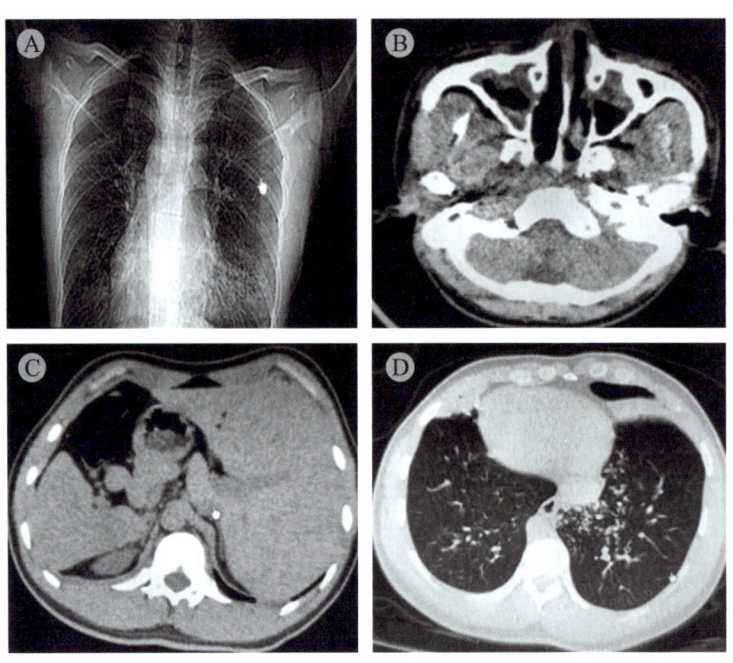

A、C.内脏转位（右位心，肝脏位于左侧，脾脏位于右侧）；B.副鼻窦炎；D.双下肺囊性支气管扩张。

图 17-1　患者影像图片

全序列外显子测序＋线粒体基因组测序（图 17-2）：发现在原发性纤毛运动障碍 10 型（OMIM:612518）相关的 *DNAAF2* 基因有 1 个纯合变异，位于 14 号染色体 chr14:49634994 位置上。该变异为 c.C156A，p.Y52X，导致了 1 号外显子上氨基酸的无义突变（箭头所示）。根据美国医学遗传学与基因组学学会（ACMG）指南，该变异初步判定为致病性变异。

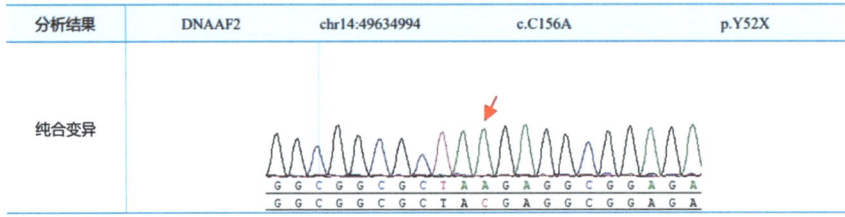

图 17-2　全外显子基因检测 *DNAAF2* 基因 1 号外显子 c.C156A，p.Y52X 突变

诊疗经过

给予哌拉西林他唑巴坦联合左氧氟沙星抗感染,辅以乙酰半胱氨酸雾化及氨溴索化痰,并行电子支气管镜下吸痰行气道廓清治疗,布地奈德鼻喷雾剂减轻鼻黏膜充血水肿等综合治疗后症状好转,患者院外定期行气道廓清治疗。

最终诊断

Kartagener 综合征。

述评

Kartagener 综合征(KS)是以支气管扩张、内脏转位和慢性鼻窦炎三联征为主要表现的一种常染色体隐性遗传疾病,属于原发性纤毛运动障碍(PCD)中最严重的一种亚型,约占 50%。其主要病理生理特点是纤毛结构或功能异常导致纤毛运动受损。早在 1904 年,Siewert 就首先报道了 1 例支气管扩张伴内脏转位的病例,1933 年 Kartagener 首次提出此三联征是一种先天性综合征,其发病率为 1/40 000~1/30 000。由于该病患病率低,缺乏早期诊断方法,容易出现漏诊及延误诊治的情况。早期识别及诊断,对改善患者预后极为重要。

KS 一般被分为 2 种类型,具备三联征者,称为完全型,如只具备支气管扩张和内脏转位者则为不完全型,部分患者可能同时存在生殖系统和耳蜗纤毛功能不全从而导致不孕症和传导性耳聋。

正常的纤毛功能对呼吸道宿主防御、精子活力和正常的内脏定向至关重要。由于呼吸道黏膜纤毛运动能力减低，清除功能障碍，容易发生呼吸道感染，且症状反复，支气管壁结构破坏，最终引起支气管扩张，出现咳嗽、咳脓痰、咯血等症状。中耳及鼻咽部纤毛异常，可引起中耳炎、副鼻窦炎。如果胚胎发育阶段纤毛运动障碍，不能正常摆动可引起内脏转位，男性通常由于精子不运动而不育。该综合征多见于30岁以下的成人，在有血缘关系的结婚人群中有20%～30%的高发生率，同胞发生率达7%～9%，男女发病率无显著差异。本例患者自幼年开始反复咳嗽、咳黄痰，多次于当地医院输液抗感染治疗后症状可暂时减轻，但疾病经久不愈、症状反复加重，此次入我院完善胸部CT、鼻窦CT、心脏彩超、腹部彩超等检查提示支气管扩张，右位心，肝、脾镜面反向，加之合并副鼻窦炎，完全型KS诊断明确。然而在临床工作中，由于该病没有简单、可靠的非侵入性检测方法，加之临床医生可能认识水平不足，往往容易误诊或漏诊。

对于疑诊PCD的患者，目前常用的实验室检查包括鼻一氧化氮测定，用HSVA评估纤毛摆动频率和模式，用TEM检测超微结构纤毛缺陷及基因分析等。KS的异常实验室检查结果包括鼻一氧化氮水平降低（约为正常值的10%）、糖精清除时间延长（＞1小时）、纤毛摆动频率降低（＜11 Hz/s）、纤毛超微结构缺失（动力蛋白臂）及 *DNAI1* 和 *DNAH5* 等的基因突变。

有研究认为鼻黏膜活检是一种简便可行的手段，鼻黏膜活检或用支气管镜取支气管黏膜上皮在电镜下观察纤毛数目及结构异常也可确诊。对于确诊病例应做的进一步检查包括肺功能、听力和眼底检查、肾脏结构和功能检查、食管24小时pH测定等，如有精神运动障碍或其他神经系统表现应进行头颅CT或MRI检查。

PCD属于一种常染色体隐性遗传病，随着对分子遗传学认识的深入和基因测序技术的发展，目前已有超过30种PCD相关致病基因被发现。纤毛的动力臂、辐射辐条和微管缺乏或功能障碍是由突变基因*DNAI1*和*DNAH5*编码的纤毛超微结构和功能异常造成的。这些缺陷基因导致纤毛大小或形状错误，或以错误的方式移动，造成纤毛运动缺陷。本例患者的基因突变为*DNAAF2*，*DNAAF2*定位于染色体14q21.3，包括3个外显子，编码837个氨基酸。*DNAAF2*不属于动力蛋白家族基因，在胞质中表达，调控动力蛋白复合物的组装。研究发现，在112例PCD患者中*DNAAF2*突变者有17例。

KS目前尚无根治方法，且无有效的促进纤毛清除功能恢复的药物，故主要是对症治疗，包括药物治疗和手术治疗。支气管扩张频繁加重（≥3次/年）的患者需要长期低剂量使用抗生素。患者应常规接种流感疫苗和肺炎球菌疫苗。体位引流及适当的运动有利于痰液排出，必要时借助纤维支气管镜促进痰液的排出。手术治疗主要适用于慢性鼻窦炎、慢性中耳炎、不育及某些伴有严重心肺结构和功能异常的患者，如反复支气管扩张大咯血，病灶局限于一个段/叶者，可行肺段/叶切除。

（郭英华　杨翠平　崔俊昌）

参考文献

[1] SEIWERT A K. Über einen Fall von Bronchiektasie bei einem Patienten mit situs inversus viscerum[J]. Berlin Klin Wschr，1904，41：139-141.

[2] KARTAGENER M. Zur Pathologie der Bronchiektasien：Bronchiektasien bei Situs

viscerum invertus.[J] Beitr Klin Tuberk，1933，83：489-501.

[3] MASUD I U，DIN SU. Kartagener's syndrome[J]. Gom J Med Sci，2006，4（2）：79-81.

[4] 常双喜，卢春玲，禹彩霞，等. 完全性 Kartagener 综合征合并左侧气胸、Ⅰ型呼吸衰竭 1 例并文献复习 [J]. 国际呼吸杂志，2014，34（6）：425-426.

[5] LOBO L J，ZARIWALA M A，NOONE P G. Ciliary dyskinesia：primary ciliary dyskinesia in adults[J]. Eur Respir Mon，2011，52：130-149.

[6] RAFI M K. Katagener's syndrome：a rare case series in female patients[J]. Indian J Med Case Rep，2016，5（4）：33-40.

[7] CHILVERS M A，RUTMAN A，O'CALLAGHAN C. Ciliary beat pattern is associated with specific ultrastructural defects in primary ciliary dyskinesia[J]. J Allergy Clin Immunol，2003，112（3）：518-524.

[8] RAIDT J，WALLMEIER J，HJEIJ R，et al. Ciliary beat pattern and frequency in genetic variants of primary ciliary dyskinesia[J]. Eur Respir J，2014，44（6）：1579-1588.

[9] JAYASHANKAR C A，SOMASEKAR D S，PERUGU P K，et al. Kartagener's syndrome：a case report[J]. Sch J Med Case Rep，2014，2（1）：7-10.

[10] HAILU S S，AMERGA E D，GORFU Y，et al. Kartagener's syndrome：a case report[J]. Ethiop Med J，2016，54（2）：91-94.

病例 18
慢性肺曲霉菌病

病历摘要

【基本信息】

患者男性，63岁。1个月前无明显诱因出现咳嗽，咳黄色黏痰，间断有暗红色痰液，无发热、盗汗，无胸痛、胸闷、恶心、呕吐等不适，自服盐酸莫西沙星后，仍咳嗽、咳痰，痰中偶见暗红色痰，伴活动后气短，为进一步检查及治疗，因"咳嗽、咳痰，痰中带血1月余"入院。

既往史：1989年被诊断为强直性脊柱炎，行手术治疗（具体不详）；2020年行支气管动脉栓塞术，之后仍间断痰中带血，间断抗炎治疗后好转；2020年被诊断为继发性肺结核、支气管结核，规律抗结核治疗半年停药，之后间断抗结核治疗2～3年。

否认高血压等病史，否认肝炎、疟疾等传染病病史，否认外伤史、输血史，否认药物、食物过敏史，预防接种随当地进行。

个人史：无特殊。

【入院查体】

两肺呼吸音粗，可闻及干湿性啰音。语音传导两侧对称；心律齐，心率100次/分，各瓣膜区未闻及病理性杂音。腹软，双下肢无水肿、无压痛。患者目前精神尚可，食欲正常，睡眠正常，体重无明显变化，大便正常，排尿正常。

【辅助检查】

血常规：WBC 7.00×10^9/L，NE% 86.40%↑，CRP 8.41 mg/L。肝肾功能、肿瘤标志物未见明显异常。

血气分析：氧分压（37.0 ℃）82 mmHg，氢离子活度（37.0 ℃）7.40，二氧化碳分压（37.0 ℃）48 mmHg↑，SO_2 96%。

曲霉菌半乳甘露聚糖 0.59（+），念珠菌甘露聚糖 453.00 pg/mL（+），曲霉 IgG 抗体＜31.25 AU/mL（-），念珠菌 IgG 抗体＜31.25 AU/mL（-）。

胸部 CT（图 18-1）：双肺多发病变，考虑结核伴空洞形成，空洞内曲霉球菌感染可能性大，双肺肺气肿、肺大疱，请结合临床病史及相关检查。

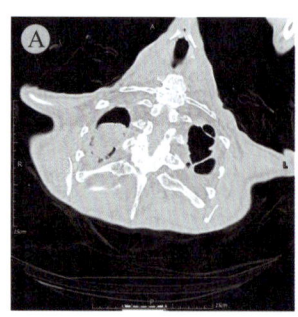
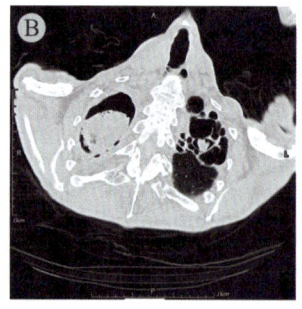

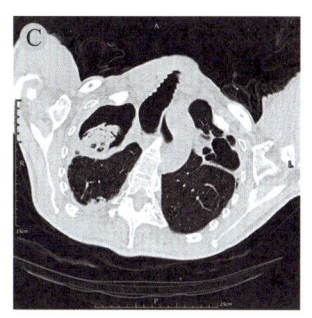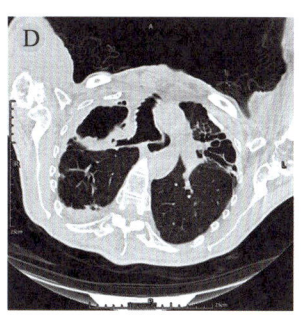

右肺上叶空洞及左肺上叶多发空洞,空洞内见球形团块影,以及空气"新月征"。

图 18-1　患者入院时胸部 CT

诊疗经过

给予患者抗感染、止血等对症治疗。排除禁忌证后,行电子支气管镜检查,镜下给予两性霉素 B 治疗,灌洗液送检 NGS。NGS 结果回报:结核分枝杆菌(序列数 125),卡他莫拉菌(序列数 61),烟曲霉(序列数 5653),人类疱疹病毒Ⅰ型(序列数 1)。给予局部注入两性霉素 B 后,复查胸部 CT 病灶明显缩小,见图 18-2。邀请结核科会诊,会诊意见:①给予患者口服帕司烟肼 0.3 g,每日 3 次;乙胺丁醇 0.75 g,每日 1 次;左氧氟沙星 0.5 g,每日 1 次;利福喷丁 0.45 g,每周 2 次。②监测血常规、肝肾功能及药物不良反应,如肝功能进一步恶化,可酌情停用利福喷丁及帕司烟肼,加用环丝氨酸及利奈唑胺抗结核。与患者沟通后,患者同意使用抗结核治疗,并签署知情同意书。于 2023 年 3 月 22 日行支气管动脉栓塞术,局部给予两性霉素 B 封堵。经治疗,患者咳嗽、咳痰症状好转,痰中偶见血丝,频次较前减少,精神、食欲可,生命体征平稳,遂出院,出院前患者因担心肝损害,拒绝继续服用抗结核药物,遵其意愿,嘱其定期到结核科就诊。

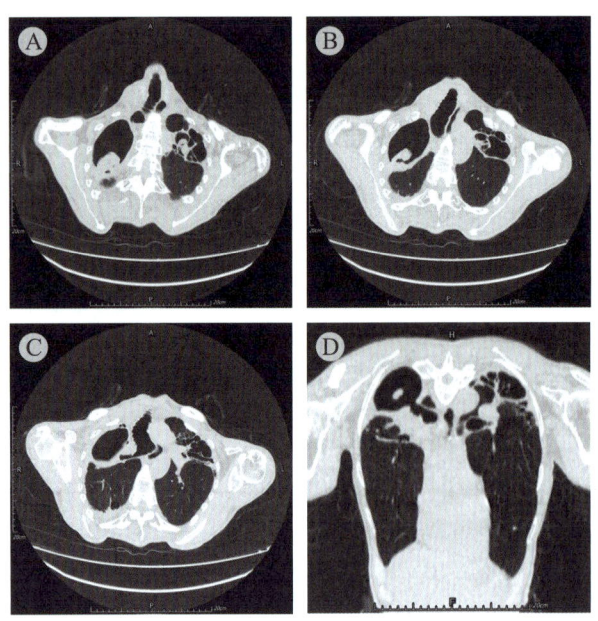

图 18-2　局部注入两性霉素 B 后胸部 CT

最终诊断

慢性肺曲霉菌病（肺曲霉球）。

述评

慢性肺真菌病治疗困难、死亡率高，已经成为全球范围内的卫生和经济问题，也是临床中面临的急需解决的问题。目前对于这种疾病的认识和诊断方面已经有了很大进展，但在治疗方面仍有很长的路要走。慢性肺真菌病可以发生于正常患者，但是更加好发于原本就有结构性肺病的患者，这些结构性肺病包括肺结核、非结核分枝杆菌感染、变应性支气管肺曲菌病、结节病、气胸、慢性阻塞性肺疾病、手术治疗的肺癌和支气管扩张，这些疾病都增加了患者发生慢性肺曲霉菌病（CPA）的风险。慢性肺曲霉菌病包括肺曲霉球、曲霉菌结节、慢性空洞性肺曲霉菌病、慢性纤维化肺曲霉菌病、亚急性侵袭性肺曲霉菌病5种类型。

慢性肺曲霉菌病的治疗目标是缓解症状、减少咯血、改善肺功能。治疗策略主要包括控制真菌感染、管理并发症及处理共存疾病。根据2016年欧洲临床微生物学与感染性疾病学会（ESCMID）、欧洲呼吸学会（ERS）、欧洲医学真菌学联合会（ECMM）及美国感染病学会（IDSA）发布的慢性肺曲霉病的内科治疗一线药物指南推荐使用三唑类药物，如伊曲康唑和伏立康唑。这些药物通过抑制真菌细胞膜中的CYP51酶，阻断羊毛甾醇向麦角甾醇的转化，破坏真菌细胞膜的结构和功能，从而发挥抗真菌作用。标准治疗周期通常为6个月以上，具体时间需根据患者的免疫状态、病情严重程度及治疗反应进行调整。对于无法耐受或对伊曲康唑、伏立康唑耐药的患者，可选择艾沙康唑或泊沙康唑作为替代药物。若三唑类药物治疗失败或出现耐药，可考虑使用棘白菌素类药物或两性霉素B（包括脱氧胆酸盐或脂质制剂）。

2019年ECMM与欧洲真菌研究小组教育与研究联合会（EORTC/MSGERC）联合发布的全球毛霉菌病诊疗指南及《中国毛霉病临床诊疗专家共识（2022）》一致认为毛霉菌病药物治疗效果不佳，副作用多，建议优先选择手术治疗。

根据ESCMID与ERS在《慢性肺曲霉病诊断与治疗指南》中的推荐，对于肺功能较差无法耐受手术或有手术禁忌证的复发性咯血患者，可考虑在曲霉球空洞内局部应用抗真菌药物，方法包括在支气管镜引导下经支气管内导管注入、经皮经胸腔穿刺针或导管注入等，但目前均为小样本研究或者个案报道，尚无标准化治疗流程。

对于严重或危及生命的咯血患者，支气管动脉栓塞是一种有效的措施，特别是对于那些无法手术的患者。该方法成功率为50%～90%，对于大咯血患者，栓塞可以成为挽救生命的干预手段。载药微球目前已经在肿瘤患者的临床介入治疗中应用，可以切断肿瘤的血供，同时释放化疗药物，在肿瘤的治疗方面取得了良好的效果。因此，对于反复咯血或者发生大咯血而药物治疗无效的患者，可以在行支气管栓塞术栓塞支气管动脉治疗咯血的同时，使用加载抗真菌药物的微球，让微球在支气管动脉局部持续释放抗真菌药物，针对病因对慢性肺曲霉菌病的病灶进行进一步治疗，起到一举两得、事半功倍的效果。用支气管镜注入抗真菌药物，或者将两性霉素B直接注入受累的空洞内，可以提高病灶局部的药物浓度，减少耐药，并且能减少全身的副作用，是很有吸引力的治疗方法。

（张敏龙　郭英华）

参考文献

[1] HAYES G E, NOVAK-FRAZER L. Chronic pulmonary aspergillosis：where are we? and where are we going? [J]. J Fungi（Basel），2016，2（2）：18.

[2] SMITH N L, DENNING D W. Underlying conditions in chronic pulmonary aspergillosis including simple aspergilloma[J]. Eur Respir J，2011，37（4）：865-872.

[3] DENNING D W, CADRANEL J, BEIGELMAN-AUBRY C, et al. European society for clinical microbiology and infectious diseases and European respiratory society. chronic pulmonary aspergillosis：rationale and clinical guidelines for diagnosis and management[J]. Eur Respir J，2016，47（1）：45-68.

[4] PATTERSON T F, THOMPSON G R 3RD, DENNING D W, et al. Practice guidelines for the diagnosis and management of aspergillosis: 2016 update by the infectious diseases society of America[J]. Clin Infect Dis, 2016, 63（4）: e1-e60.

[5] DENNING D W, CADRANEL J, BEIGELMAN-AUBRY C, et al. Chronic pulmonary aspergillosis: rationale and clinical guidelines for diagnosis and management[J]. Eur Respir J, 2016, 47（1）: 45-68.

[6] FARID S, MOHAMED S, DEVBHANDARI M, et al. Results of surgery for chronic pulmonary aspergillosis, optimal antifungal therapy and proposed high risk factors for recurrence: a National Centre's experience[J]. J Cardiothorac Surg, 2013, 8: 180.

[7] AGARWAL R, VISHWANATH G, AGGARWAL A N, et al. Itraconazole in chronic cavitary pulmonary aspergillosis: a randomised controlled trial and systematic review of literature[J]. Mycoses, 2013, 56（5）: 559-570.

[8] CADRANEL J, PHILIPPE B, HENNEQUIN C, et al. Voriconazole for chronic pulmonary aspergillosis: a prospective multicenter trial[J]. Eur J Clin Microbiol Infect Dis, 2012, 31（11）: 3231-3239.

病例 19 隐球菌肺炎

病历摘要

【基本信息】

患者男性，22岁。1个月前因室上性心动过速、预激综合征于我院行射频消融术。术前常规CT检查提示左下肺背段及基底段多发斑片影，同时伴有结节空洞。患者无咳嗽、咳痰、发热、头痛等不适，稍有左季肋区疼痛。为进一步诊治，患者以"发现肺部阴影1月余"入我院治疗。

既往史：1个月前因室上性心动过速、预激综合征行射频消融术，术后心率正常。

个人史：无特殊。

【入院查体】

体温36.3℃，脉搏90次/分，呼吸18次/分，血压130/70 mmHg。

双肺叩诊呈清音，两肺呼吸音清，未闻及干湿性啰音。心率90次/分，律齐，各瓣膜区未闻及病理性杂音。腹软，无压痛，双下肢无水肿。

【辅助检查】

血常规：WBC 5.31×10^9/L，NE% 43.1%↓，NE 2.29×10^9/L，CRP 9.01 mg/L。肝功能：ALT 50.9 U/L↑，AST 39.4 U/L↑。电子支气管镜检查未见异常。2023年2月23日复查胸部增强CT（图19-1）提示左肺下叶病变，考虑感染可能性大；较前（2023-02-14）病变范围有所增多、右下肺新增病灶。患者左肺下叶病变持续进展，安排肺穿刺活检（图19-2），病理结果回报：（肺）穿刺纤维脂肪组织慢性炎，一端见神经纤维束及增生的节细胞，未见肺组织，请结合影像学改变，节细胞神经瘤待除外。患者穿刺组织NGS回报：新生隐球菌（序列数436077）。快速新型隐球菌抗原鉴定阳性，符合隐球菌感染。

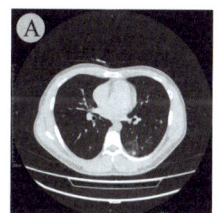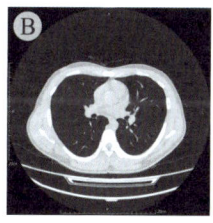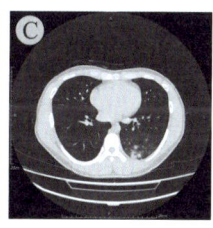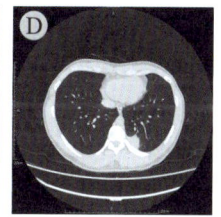

左下肺团片状高密度影，边缘模糊，部分肺组织实变。
图19-1 入院时胸部CT

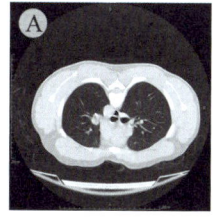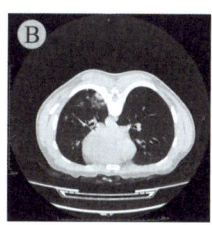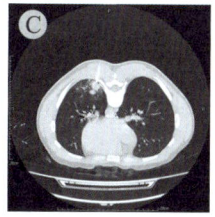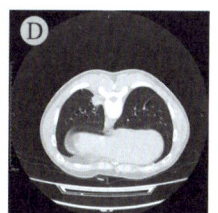

再次于肺部团块影处行肺穿刺活检。
图19-2 胸部CT

诊疗经过

予以氟康唑抗感染治疗,并给予保肝、纠正低钾血症等治疗。经治疗,患者病情好转,复查胸部CT提示肺部感染灶较前吸收(图19-3)。

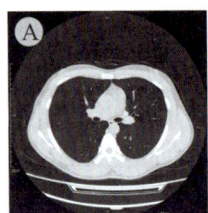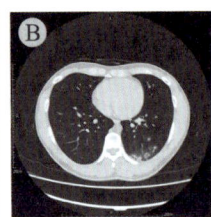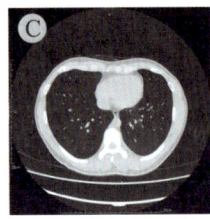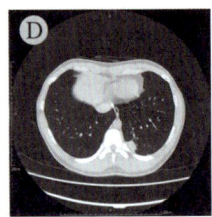

图19-3 治疗后胸部CT

最终诊断

隐球菌肺炎。

述评

隐球菌属在真菌分类学上归入半知菌亚门、芽孢菌纲、隐球酵母目、隐球酵母科,引起人类感染的隐球菌主要是新生隐球菌和格特隐球菌。两种隐球菌的无性繁殖体均为无菌丝的单芽孢酵母样菌。在体外为无荚膜或仅有小荚膜,进入人体内后很快形成厚荚膜,有荚膜的隐球菌菌体直径明显增加,致病力明显增强。隐球菌可以感染人体的任何组织和脏器,最常见的部位是中枢神经系统,其次为肺部和皮肤。目前在免疫抑制患者中,隐球菌感染的发病率为5%~10%,在获得性免疫缺陷综合征(以下简称"艾滋病")患者中,隐球菌的感染率高达30%;而在免疫功能正常的人群中隐球菌的感染率为1/100 000左右。加拿大曾经发生过在正常人群和动物中格特隐球菌感染的大流行。

肺隐球菌感染的临床表现多种多样，从无症状的结节到严重的急性呼吸窘迫综合征（ARDS）都有，主要表现为咳嗽、咳少量黏液痰或血痰，伴发热，部分患者可出现胸痛、咯血、乏力、盗汗等。临床亦常见慢性隐匿起病的无症状患者（仅在体检时做胸部X线检查发现，多见于免疫功能正常者）。急性重症多见于免疫抑制患者尤其是艾滋病患者中，临床表现为严重急性下呼吸道感染，有高热、呼吸困难等症状并伴有明显的低氧血症，可发展为急性呼吸衰竭，如不及时诊断和治疗，病死率较高。肺是隐球菌感染的主要门户，HIV阴性的免疫抑制患者发展成播散性感染的危险性很高，因此所有发生于免疫抑制患者的隐球菌感染均需治疗。

肺隐球菌感染的确诊主要依靠组织病理学检查和对病灶内脓液穿刺标本进行病原学涂片和培养。标本通常取自无菌部位，如经皮肺组织穿刺活检标本等，培养呈阳性有确诊意义；痰、咽拭子或支气管肺泡灌洗液的标本涂片培养呈阳性及血清隐球菌荚膜多糖抗原乳胶凝集试验呈阳性有临床疑似诊断价值。肺隐球菌感染患者胸部X线及CT表现多样，通常分为单发或多发结节块状影、片状浸润影和弥漫混合病变等3种类型。临床常需与肺癌和肺转移癌相鉴别。

肺隐球菌感染的治疗目标主要是治愈感染，防止病毒播散到中枢神经系统。

治疗HIV阴性患者隐球菌肺部感染的方案见表19-1。不管选择何种方案，所有肺部感染（除无症状、非弥漫性病变的免疫正常宿主且血清隐球菌抗原阴性或低滴度者外）及肺外隐球菌病的患者均建议进行腰椎穿刺检查以排除伴发中枢神经系统感染的可

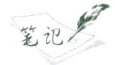

能。对无症状而肺部标本隐球菌培养呈阳性的免疫正常患者，必须严密观察或每天服用氟康唑200～400 mg，治疗3～6个月。有轻到中度症状的免疫正常患者或轻到中度症状的无肺部弥漫性浸润、无其他系统累及的非严重免疫抑制患者每天服用氟康唑200～400 mg，治疗6～12个月。对不能耐受氟康唑的患者可选择每天服用伊曲康唑200～400 mg，治疗6～12个月。血清隐球菌抗原持续阳性不能作为维持治疗的指标。免疫抑制伴弥散性感染或严重肺炎者的治疗同隐球菌中枢神经系统感染者的治疗一样。如果不能应用口服的唑类药物、肺隐球菌病较重或呈进行性加重时，推荐使用两性霉素B 0.4～0.7 mg/（kg·d），总剂量为1000～2000 mg。对于肺部病灶局限，而内科治疗效果不佳的患者可考虑手术治疗。因剖胸探查、误诊为肿瘤或其他病变而行病灶手术切除者建议术后常规应用抗真菌药，疗程至少为2个月。

表19-1 HIV阴性患者肺部与中枢神经系统隐球菌感染的抗真菌治疗方案

肺部感染	中枢神经系统感染
无症状患者 　密切观察 　或氟康唑200～400 mg/d，3～6个月	**诱导治疗** 两性霉素B 0.5～1 mg/（kg·d）联合氟胞嘧啶100 mg/（kg·d），至少8周
轻至中度症状、无其他系统累及患者 　氟康唑200～400 mg/d，6～12个月 　或伊曲康唑200～400 mg/d，6～12个月 　或两性霉素B 0.5～1 mg/（kg·d），总剂量1000～2000 mg	**巩固治疗** 氟康唑200～400 mg/d，至少12周 或伊曲康唑200～400 mg/d，至少12周 **美国DSA治疗方案（2000年）** 两性霉素B 0.7～1 mg/（kg·d）联合氟胞嘧啶100 mg/（kg·d），2周；再续用氟康唑400 mg/d，至少10周
重度症状患者及严重免疫抑制宿主 　治疗方案与CNS感染相同	**美国DSA治疗方案更新（2010年）** 两性霉素B 0.7～1 mg/（kg·d）联合氟胞嘧啶100 mg/（kg·d），至少4周；再续用氟康唑200 mg/d，6～12个月

（杨翠平　张敏龙　郭英华）

参考文献

[1] ALSHAIR K, ATHERTON G T, HARRIS C, et al. Long-term antifungal treatment improves health status in patients with chronic pulmonary aspergillosis: a longitudinal analysis[J]. Clin Infect Dis, 2013, 57(6): 828-835.

[2] CADRANEL J, PHILIPPE B, HENNEQUIN C, et al. Voriconazole for chronic pulmonary aspergillosis: a prospective multicenter trial[J]. Eur J Clin Microbiol Infect Dis, 2012, 31(11): 3231-3239.

[3] CORNELY O A, ALASTRUEY-IZQUIERDO A, ARENZ D, et al. Global guideline for the diagnosis and management of mucormycosis: an initiative of the European Confederation of Medical Mycology in cooperation with the Mycoses Study Group Education and Research Consortium[J]. Lancet Infect Dis, 2019, 19(12): e405-e421.

[4] CHEN Q K, JIANG G N, DING J A. Surgical treatment for pulmonary aspergilloma: a 35-year experience in the Chinese population[J]. Interact Cardiovasc Thorac Surg, 2012, 15(1): 77-80.

[5] SERASLI E, KALPAKIDIS V, IATROU K, et al. Percutaneous bronchial artery embolization in the management of massive hemoptysis in chronic lung diseases. Immediate and long-term outcomes[J]. Int Angiol, 2008, 27(4): 319-328.

[6] DENNING D W, CADRANEL J, BEIGELMAN-AUBRY C, et al. Chronic pulmonary aspergillosis: rationale and clinical guidelines for diagnosis and management[J]. Eur Respir J, 2016, 47(1): 45-68.

病例 20 嗜酸性粒细胞增多性胸腔积液

病历摘要

【基本信息】

患者男性，44岁。2022年6月19无明显诱因出现胸闷、胸痛，无发热、咳嗽、咳痰、盗汗。新型冠状病毒阴性，口服布洛芬、连花清瘟、左氧氟沙星、抗病毒颗粒后症状缓解，6月27日持续性胸骨后隐痛，呼吸及活动后加重，疼痛剧烈时伴心慌心悸明显，不能平卧，伴发热，体温最高38.7 ℃，就诊于当地医院，胸部CT（图20-1）提示肺炎合并双侧胸腔积液，邻近肺组织膨胀不全；两肺下叶钙化灶；心包积液，较前减少；主动脉壁少许钙化。给予对症治疗后，症状缓解。7月9日受凉后再次出现胸闷、发热，伴畏寒、头痛、间断性呼吸困难。7月14日复查胸

部CT（图20-2）见两肺炎症，肺组织膨胀不全，两肺多发斑条影，边缘模糊，部分支气管略变窄，心包积液增加。2022年7月15日患者主因"胸闷、胸痛1月，加重5天"入我院治疗。

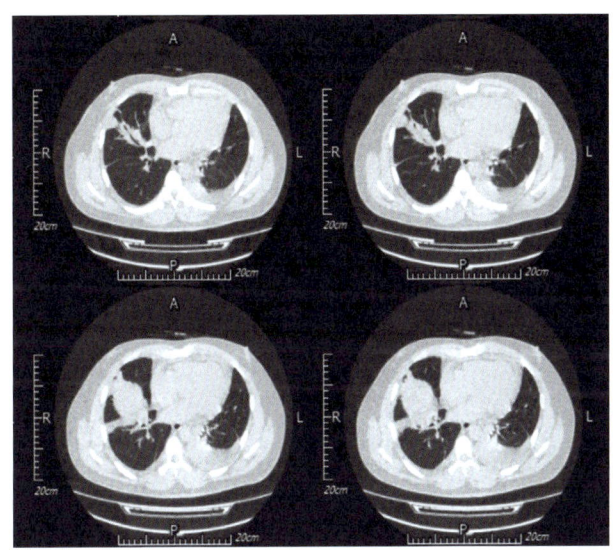

图20-1 胸部CT（2022-06-27）

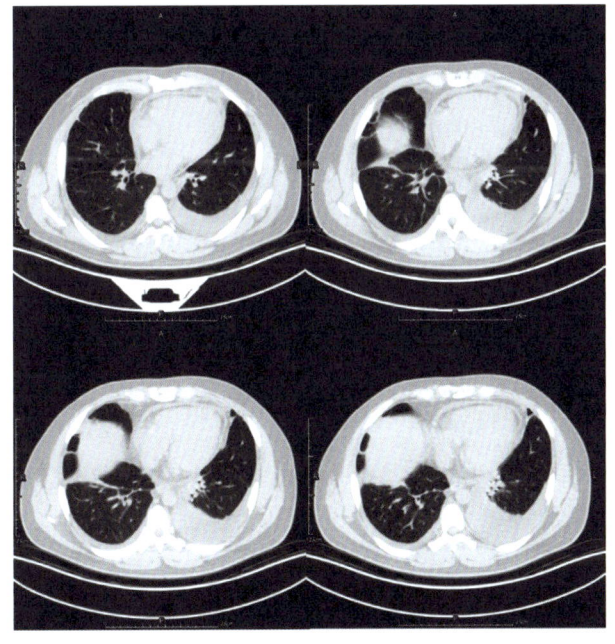

图20-2 胸部CT（2022-07-14）

既往史：过敏性鼻炎、口腔溃疡病史20余年，湿疹病史10余年，对尘螨、冷空气、米酒、海蜇过敏，长期外周血嗜酸性粒细胞增高；1年前胃镜检查出胃炎性息肉、慢性胃炎。

个人史：否认吸烟史，偶有饮酒史，饮酒量不定。

家族史：1表姐及母亲有类风湿关节炎病史。

【入院查体】

体温36.5 ℃，脉搏79次/分，呼吸19次/分，血压126/80 mmHg。胸廓正常无畸形，呼吸运动正常，肋间隙正常，触觉语颤正常。左下肺叩诊呈浊音，肺部其余部位叩诊呈清音，左下肺呼吸音低。未闻及干湿性啰音及胸膜摩擦音。

【辅助检查】

EOS% 13.40% ↑，CRP 50.68 mg/L ↑。BNP 17 pg/mL。

心脏超声提示左房略增大，三尖瓣反流（少量）。EF% 63%。双下肢血管超声未见明显异常。肺功能检查提示正常。

血气分析：氧分压（37.0 ℃）68 mmHg ↓，HCO_3^- 27.2 mmol/L ↑，TCO_2 28.5 mmol/L ↑。

凝血功能：PT 13.8 s ↑，INR 1.27 ↑，FIB 4.42 g/L ↑，D-二聚体 587 μg/L ↑。

血生化：TC 6.59 mmol/L ↑，LDL-C 4.14 mmol/L ↑，Cr 109 μmol/L，肝功能指标均正常。结核、肿瘤、风湿免疫检查均为阴性。细胞与多因子：B细胞百分比 3.78% ↓，B细胞绝对数 77.01 个/μL ↓，$CD4^+/CD8^+$ 0.96 ↓，IL-5 7.37 pg/mL ↑，IFN-α 15.67 pg/mL ↑，IL-6 5.69 pg/mL ↑。

感染相关检查：

①血：真菌D-葡聚糖检测＜10（−），GM试验 0.14（−）。

②胸腔积液：CA12-5 204.3 U/mL↑，CA211 144.5 ng/mL↑，SCC 11.380 μg/L↑；胸腔积液结核（−），孢子（−），念珠菌（−），抗酸分枝杆菌（−），毛霉菌（−）、曲霉菌（−）、白细胞（3+）、未见细胞吞噬现象。

③淋巴细胞亚群（胸腔积液）：总T细胞绝对数176.54个/μL，巨噬细胞0.81%↓，中性粒细胞3.63%↑，嗜酸性粒细胞83.87%↑。

④痰：真菌培养，C类痰（白细胞＜10个/LP，上皮细胞＞25个/LP），革兰氏阴性杆菌中量，革兰氏阳性球菌中量。

2022年7月25日复查胸部CT（图20-3）：①两肺少许炎症，两侧胸腔积液，邻近肺组织膨胀不全，较前（2022-07-14）右侧胸腔积液略增多、左侧略减少，两肺下叶钙化灶；②心包积液，主动脉壁少许钙化。

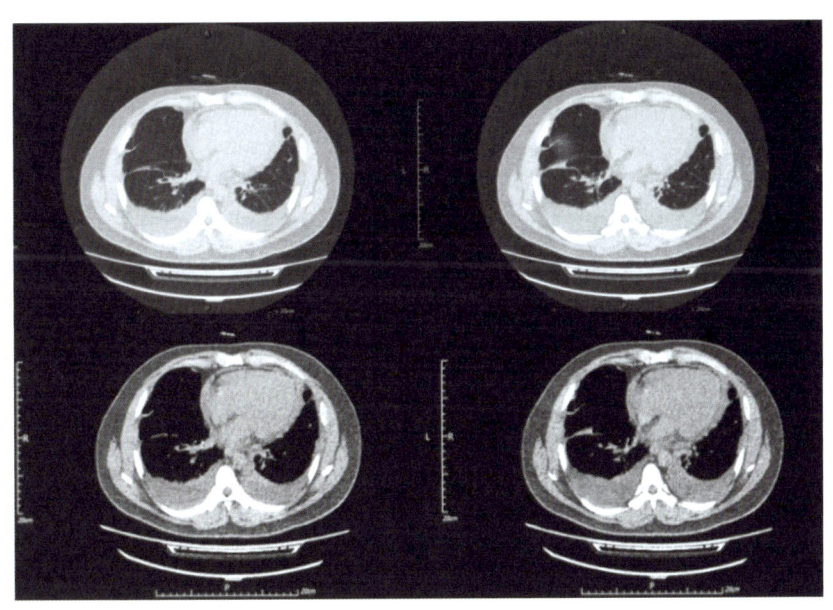

图20-3　胸部CT（2022-07-25）

诊疗经过

入院后给予低流量氧疗，莫西沙星注射液 0.4 g，每日 1 次，治疗 10 天；托拉塞米 20 mg、新癀片、螺内酯，对症进行抗感染、降温、利尿治疗。7 月 15 日行超声引导下胸腔穿刺引流术，胸腔积液送病原学、免疫学、分子学等相关化验科室检查。

7 月 22 日完善院内多学科会诊，会诊意见如下。

结核科认为患者为中年男性，病史 1 个月，既往无结核病患者接触史，目前无典型结核症状，结核相关检查均为阴性，患结核的可能性较小，且患者双侧胸腔积液，结合相关检查不支持结核诊断，建议可进一步完善结核菌素试验；患者嗜酸性粒细胞百分比升高 10 余年，考虑与患者皮疹有关。

放射科认为患者 CT、冠脉 CTA 影像学表现为心内膜增厚，考虑患者先有心包炎症，后继发胸腔积液，肺部感染病变程度不严重。

风湿免疫科认为结合患者目前情况，不像典型结缔组织病，免疫相关检查呈阴性，无典型风湿免疫相关疾病，无光过敏；患者血嗜酸性粒细胞百分比升高已经 10 余年，临床上血嗜酸性粒细胞升高多见于过敏性皮疹、过敏性哮喘、变应性肉芽肿性血管炎等疾病或其他血液系统疾病，但血液系统疾病患者一般体质差，本例患者情况不符；必要时可进一步行淋巴结穿刺活检、骨髓穿刺、唾液检查以排除淋巴瘤、白血病等血液系统疾病；患者诉偶有腰背部疼痛，可进一步完善 HLA-B27 检查，以排查有无强直性脊柱炎；建议完善唾液腺超声检查以排查干燥综合征，并请皮肤科会诊（患者拒绝组织活检、骨髓穿刺）。

病例 20 嗜酸性粒细胞增多性胸腔积液

肿瘤科认为患者胸腔积液，且病史中出现发热，如果是肿瘤性疾病，肯定会复发，肿瘤性疾病也会引起血嗜酸性粒细胞升高，但患者 PET/CT 阴性，胸腔积液病理阴性，建议多次送检胸腔积液，可考虑进一步转入北京某肿瘤医院；患者 CA12-5 轻度升高，无特异性，综合患者目前情况暂不考虑肿瘤性疾病。

心内科认为心包积液临床多见于心力衰竭、心肌炎、冠心病，但患者活动正常，BNP 正常，所以不考虑是心力衰竭，患者已完善冠脉 CTA 未见异常，冠心病也可除外，综合患者所有检查，可以排除心血管相关疾病。

血液科认为应积极排除皮疹、使用导致继发性嗜酸性粒细胞增多的药物等原因，应定期复查血常规，若嗜酸性粒细胞仍进行性增高，需完善骨髓穿刺排除造血克隆性疾病。

患者嗜酸性粒细胞增多性胸腔积液诊断明确，关于其发病的原因，细菌（结核）、真菌、支原体、寄生虫等感染方面的证据不足；肿瘤（因患者无气胸及血胸）、肝肾功能不全、淋巴管梗阻、胶原血管病、肺栓塞等非感染方面的证据不足。患者血嗜酸性粒细胞长期增高，嗜酸性粒细胞增多症诊断明确，特发性嗜酸性粒细胞增多症引起的嗜酸性粒细胞增多性胸腔积液、特发性嗜酸性粒细胞增多性胸腔积液不能除外，下一步可完善骨髓穿刺活检、胸腔镜检查等（患者拒绝）。

7月25日复查胸部CT（图20-3）提示胸腔积液较前明显吸收，患者无发热等明显不适，随后患者出院，嘱患者出院后口服醋酸泼尼松。2022年8月30日随访复查，患者一般情况良好，无特殊不适，胸部CT（图20-4）提示胸腔积液较7月25日吸收，嘱患者逐渐减少醋酸泼尼松用量。2022年10月25日门诊随访复查，胸部 CT（图 20-5）提示胸腔积液较 8 月 30 日吸收，嘱患者停止口服激素。

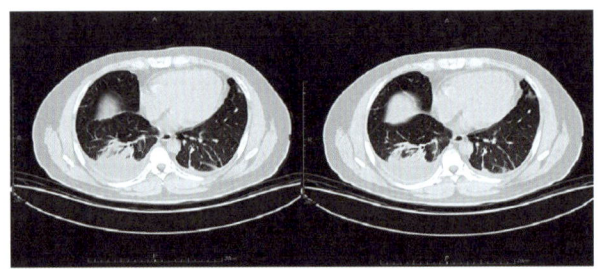

图 20-4　胸部 CT（2022-08-30）

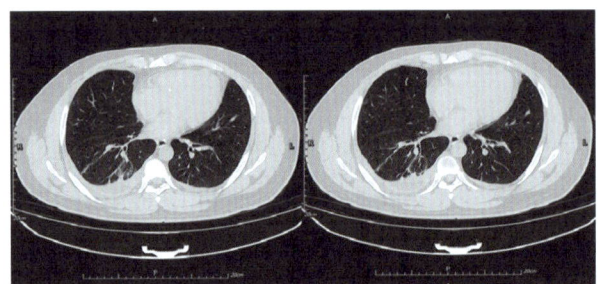

图 20-5　胸部 CT（2022-10-25）

最终诊断

嗜酸性粒细胞增多性胸腔积液。

述评

嗜酸性粒细胞增多性胸腔积液（EPE）约占渗出性胸腔积液的 10%，当 B 超、X 线或 CT 等检查提示胸腔积液，且胸腔积液中嗜酸性粒细胞比例超过 10% 即可诊断，可伴或不伴血嗜酸性粒细胞增多。EPE 可单发于胸腔或者是其他嗜酸性粒细胞增多相关性肺疾病（EPD）中，多为渗出性胸腔积液，占所有渗出性胸腔积液的5%～16%。EPE主要表现为胸痛、呼吸困难、咳嗽、发热或其他原发病症状，因病因不同而各有差异。若呼吸困难程度与胸腔积液量不相称，应高度怀疑肺栓塞，绝大多数未确诊的EPE患者都应对肺栓塞进行排查，如果血D-二聚体增高，应进一步做肺部增强CT扫描或核医学肺通气/肺灌注检查。当胸腔积液性质为漏出液时，需注意心力衰竭、肝硬化继发的漏出性EPE。

EPE与一般胸腔积液的诊断存在共性，但又有其特殊性。首先，临床上需对EPE患者进行详细的临床评估，着重询问病史，对于肿瘤史、传染病史、慢性病史（包括胶原血管疾病史）、疫区居留史及生食虾蟹史、用药史、毒化学物品接触史（如石棉等）等要尤其重视；其次，要进行详细的体格检查；再次，在辅助检查中，血液嗜酸性粒细胞计数对本病有一定提示性，胸腔积液中嗜酸性粒细胞的比例为诊断本病的重要依据；最后，完善病原学检查，包括结核分枝杆菌、寄生虫检查，并检查肿瘤指标、风湿免疫指标，必要时行肺及胸膜活检等可能有助于鉴别诊断本病的病因。给EPE患者查体可触及患侧胸廓饱满、呼吸运动减弱、胸膜摩擦感、叩诊浊音，听诊患侧呼吸音减低、胸膜摩擦音等体征。

引起EPE的病因复杂，最常见的原因是恶性肿瘤（26%）；其次是气胸/血胸（13%）和肺炎（12%）；肺结核也占有一定比例（7%）；一部分心、肝、肾疾病或低蛋白血症等可导致漏出液的基础疾病（6%），以及胶原血管疾病（3%）和肺栓塞（2%）也可导致本病。此外，嗜酸性粒细胞性肺疾病、肺不张、职业性肺病、寄生虫病、病毒性胸膜炎、放线菌感染、胃肠疾病、胰腺疾病、膈下脓肿和（或）炎症、嗜酸性肠炎、心血管疾病、过敏、戈勒姆病、放射治疗后、特殊用药史（如甲氨蝶呤、达沙替尼、促性腺激素、胺碘酮、卡马西平和丙戊酸钠）等，也均可引发EPE。约有1/4的EPE病因不明，此类患者通常以单纯性胸腔积液就诊，无其他疾病相关证据，经穿刺抽液治疗可好转，需要结合临床表现仔细鉴别。在EPE中，特发性胸腔积液的患病率明显高于非EPE，胸腔积液中嗜酸性粒细胞计数和特发性胸腔积液的可能性没有明显相关性。

总之，EPE的诊断不难做出，不同病因所致的EPE在治疗上差别较大。因此，病因鉴别尤为重要，但此病病因复杂，详细的病史询问及综合评估对本病的诊断和治疗意义重大。

EPE的治疗主要包括对症治疗和原发病治疗，对症治疗如胸腔穿刺抽液引流、缓解症状、预防胸膜肥厚；原发病治疗包括抗寄生虫、抗细菌、抗肿瘤等；全身性糖皮质激素对急性嗜酸性粒细胞性肺炎、慢性嗜酸性粒细胞性肺炎、嗜酸性粒细胞增多综合征、特发性嗜酸性粒细胞性胸腔积液及创伤相关的EPE有效。

本例患者有20余年过敏性鼻炎、口腔溃疡病史，10余年湿疹病史，胃炎性息肉1年余，1表姐及母亲有类风湿关节炎病史。经过前期排除，目前仍需要排查的内容包括寄生虫、过敏、胃肠道、胶原血管病、特发性嗜酸性粒细胞增多症、特发性嗜酸性粒细胞性胸腔积液，因患者拒绝相关检查，故予以胸腔穿刺引流及糖皮质激素治疗。本例患者可诊断为嗜酸性粒细胞增多性胸腔积液、嗜酸性粒细胞增多症，特发性嗜酸性粒细胞增多症引起的嗜酸性粒细胞增多性胸腔积液、特发性嗜酸性粒细胞增多性胸腔积液不能除外。

（蔺晨雨）

参考文献

[1] KALOMENIDIS I，LIGHT R W. Eosinophilic pleural effusions[J]. Curr Opin Pulm Med，2003，9（4）：254-260.

[2] FERREIRO L，SAN JOSÉ E，GONZÁLEZ-BARCALA F J，et al. Eosinophilic pleural effusion：incidence，etiology and prognostic significance[J]. Arch Bronconeumol，2011，47（10）：504-509.

[3] KIM E，KIM C，YANG B，et al. Intrapleural corticosteroid injection in eosinophilic pleural effusion associated with undifferentiated connective tissue disease[J]. Tuberc Respir Dis，2013，75（4）：161-164.

[4] 李虹，殷少军. 嗜酸性粒细胞增多性胸腔积液诊断和病因鉴别诊断 [J]. 中国实用内科杂志，2016，36（12）：1082-1085.

[5] 广州医科大学附属第一医院国家呼吸医学中心，国家呼吸系统疾病临床医学研究中心，中华医学会呼吸病学分会哮喘学组. 嗜酸粒细胞增多相关性肺疾病诊疗中国专家共识 [J]. 中华医学杂志，2022，102（1）：21-35.

病例21 机化性肺炎伴肺部感染

病历摘要

【基本信息】

患者男性，66岁，农民。2022年4月下旬着凉后出现咳嗽，咳少量黄白痰，易咳出，无发热，自行口服药物（感冒类药物及罗红霉素），上述症状未见好转。5月7日就诊于当地医院，查胸部CT提示右肺中叶占位伴双肺上叶结节转移？5月11日行全腹部+颅脑+胸部增强CT：①右肺上叶及中叶软组织密度影；②双肺上叶钙化灶；③肝脏多发囊肿，肝右叶钙化灶；④右肾囊肿；⑤缺血性脑白质病变。5月13日行肺部穿刺活检术，术中及术后出现咯血，予以止血、对症治疗后好转。5月16日穿刺病理提示慢性炎症伴纤维组织增生，肺泡上皮非典型增生，未找到癌细胞。患者院外抗感染治疗（使用头孢类药物）约1个月，患者家属诉6月16日复查胸部CT提示肺部病灶较前略好转，但患者咳嗽及咳痰症状好转不明显，且出现间断性咳痰带血。7月19日就诊于北京某医院，查胸部CT提示右肺上叶、中叶大片实变影，支气管狭窄，纵隔及右肺门见肿大淋巴结。7月21日行径向超声支气管镜（R-EBUS）检查，镜下见少量白色分泌物，右肺上叶前段有异常回声影，边界欠清，回声欠清。病理结果提示支气管黏膜急慢性炎，间质大量浆细胞和中性粒细胞浸润。7月22日北京某医院会诊当地医院肺穿刺病理：小条状穿刺组织，支气管黏膜急慢性炎症，肺泡间隔纤维增生伴炎性细胞浸润，部分肺泡腔内见多个增生肌成纤维细胞灶，符合机化性肺炎，未见肿瘤细胞，诊断为隐源性机化性肺炎、肝囊肿、高血压、双膝关节置换术后、高脂血症、骨质疏松、反流性食管炎。7月27日开始应用泼尼松每日30 mg，同时进行补钙等对症治疗。8月9日复查胸部CT提示右肺中叶可见团片状高密度影，大小约26 mm×39 mm，较前缩小。8月25日复查胸部CT提示右肺中叶可见团片状高密度影，较前增大。患者自诉因服用泼尼松出现鼻出血，故调整为甲泼尼龙片每日24 mg，调整后鼻出血好转。9月17日复查胸部CT提示右肺中叶可见团片状高密度影，内部可见坏死，较前片增大。2022年9月19日，患者主因"咳嗽、咳痰4个月余，间断性咳痰带血3个月"入我院。

既往史：2016年发现血压升高，最高160/100 mmHg，不规律服用美托洛尔；2016年行双膝关节置换术，术中及术后曾输血，具体血型及剂量不详；否认肝炎、结核、疟疾等传染病史；否认外伤史；否认药物、食物过敏史。

个人史：吸烟40余年，每日吸烟约20支，戒烟4个月余；否认饮酒史。

【入院查体】

体温37.3 ℃，脉搏72次/分，呼吸23次/分，血压127/80 mmHg。双膝关节各见一长约20 cm的陈旧性手术瘢痕，愈合可。全身浅表淋巴结未触及肿大，胸廓正常无畸形，呼吸运动正常，肋间隙正常，触觉语颤正常。肺部叩诊呈清音，呼吸规整，胸骨无叩痛。双肺呼吸音清，未闻及干湿性啰音及胸膜摩擦音。

【辅助检查】

入院前血常规：WBC 16.15×10^9/L ↑，NE 12.60×10^9/L ↑，EOS 0.01×10^9/L。血生化：GLU 4.88 mmol/L，BUN 8.64 mmol/L，Cr 109.70 μmol/L，UA 220.90 μmol/L。

入院后 CRP 41.5 mg/L ↑，WBC 11.51×10^9/L ↑，NE 9.18×10^9/L ↑。鳞状上皮细胞癌抗原、癌胚抗原、血清胃泌素释放肽前体、可溶性细胞角蛋白组分正常，神经元特异性烯醇化酶17.03 ng/mL ↑。抗核抗体、血管炎抗体、类风湿抗体均为阴性。

右上前段支气管经支气管镜肺活检术（TBLB）病理回报提示支气管黏膜急慢性炎，间质大量浆细胞和中性粒细胞浸润。

免疫组化：CK（+），CK5/6（+），CD138（+），CD38（+），TTF-1（弱+），Kappa（+），Lambda（+）。BALF真菌涂片及染色（-）；TBLB肺组织抗酸染色（-），结核分枝杆菌鉴定及耐药点检测（-）。

BALF细胞学检查：中性粒细胞比例升高，中性粒细胞百分比84%，巨噬细胞百分比14%，淋巴细胞百分比2%，嗜酸性粒细胞百分比0。BALF mNGS：人类鼻病毒A型（序列数7424）。

灌洗液病原微生物高通量基因检测：样本未检测出明确致病原核微生物。

诊疗经过

患者既往肺穿刺活检提示支气管黏膜急慢性炎症，肺泡间隔纤维增生伴炎性细胞浸润，部分肺泡腔内见多个增生肌成纤维细胞灶，符合机化性肺炎，未见肿瘤细胞。糖皮质激素治疗后肺部病灶出现一过性好转后再次加重，考虑患者可能为糖皮质激素不敏感的机化性肺炎或者是有其他疾病在肺部表现出的症状。入院后完善相关化验及检查，继续予以甲泼尼龙片 20 mg/d、补钙等对症治疗。

入院治疗后，查患者肿瘤标志物未见明显异常；结核相关筛查阴性；ESR 72 mm/h ↑，CRP 98.02 mg/L ↑，PCT < 0.05 ng/mL，嗜肺军团菌、肺炎支原体、Q热立克次体、肺炎衣原体、腺病毒副流感病毒、真菌 D- 葡聚糖检测阴性、GM 试验阳性（3 日内连续复查 GM 试验阳性）；WBC 12.09×10^9/L，PLT 317×10^9/L ↑，NE% 80.8% ↑，NE 9.77×10^9/L ↑，余基本正常；凝血酶时间、D- 二聚体正常。痰培养：B 类痰（白细胞 > 25 个 /LP，上皮细胞 < 25 个 /LP），革兰氏阳性球菌少量，革兰氏阴性杆菌中量。真菌培养结果：白色假丝酵母菌少量。细胞与多因子：$CD4^+/CD8^+$ 0.84 ↓；IL-6 10.34 pg/mL ↑。

激素治疗 50 日余，2022 年 9 月 23 日查胸部 CT（图 21-1）提示患者肺部病灶内出现坏死及小空洞，不除外肺结核、真菌感染，考虑感染可能性大。9 月 25 日经患者签字同意后行 CT 引导下经皮肺穿刺活检，组织送检 mNGS、病理学。药物治疗方案暂予以左氧氟沙星氯化钠注射液 0.5 g、注射用甲泼尼龙琥珀酸钠 20 mg，每日 1 次，静脉滴注。

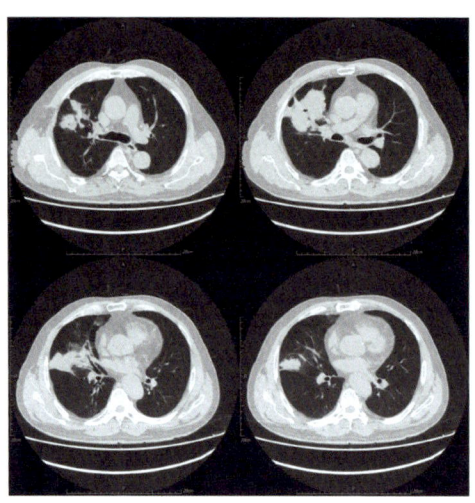

图 21-1　胸部 CT（2022-09-23）

9 月 28 日肺穿刺病理（图 21-2）回报（右肺上叶）穿刺肺组织呈机化性肺炎改变，慢性炎伴急性炎，可见微脓肿形成。免疫组化结果：CD34（血管+），CD56（−），CD67（+），CD1a（−），Cytokeratin（+），Ki-67（＜25%），LCA（+），S-100（−），TTF-1（+）。特殊染色：抗酸染色（−），PAS 染色（−）。分子病理结果显示分枝杆菌 DNA 分型检测（−）。

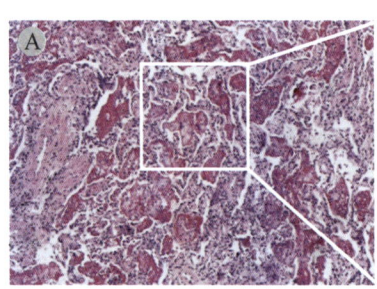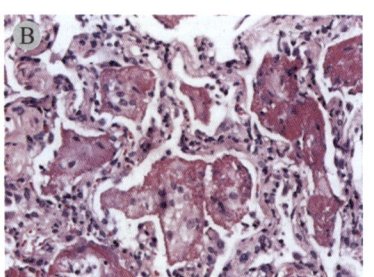

A. HE 染色 ×100；B. HE 染色 ×400。
图 21-2　组织病理（2022-09-28）

10月2日肺穿刺组织mNGS回报提示鲍曼不动杆菌（序列数957503），星座链球菌（序列数987），烟曲霉（序列数33）。药物治疗方案更改为头孢唑肟钠2000 mg联合伏立康唑200 mg，静脉滴注，每12小时1次。

10月4日患者症状加重，伴咳嗽后胸闷，右侧胸痛，低热，最高体温37.8 ℃。考虑更换药物治疗方案未满48小时，暂继续观察，并复查胸部CT（图21-3）。

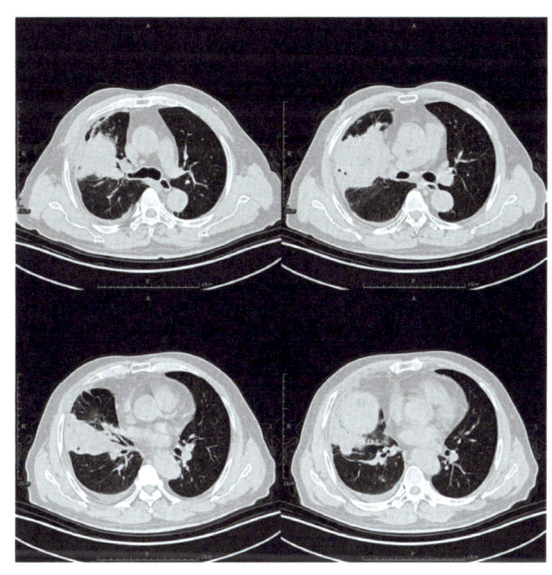

图21-3　胸部CT（2022-10-06）

考虑曲霉菌及鲍曼不动杆菌感染导致的肺部感染，星座链球菌序列数高，需警惕星座链球菌感染。继续当前抗感染方案。

10月12日复查胸部CT（图21-4）：①右肺病变较前缩小，右侧胸腔积液较前增多，相邻右肺下叶膨胀不全；②动脉硬化。肺部病灶较前明显好转，继续抗感染治疗，甲泼尼龙片调整为16 mg，口服，每日1次。接下来应完善胸腔积液的相关检查及检验，明确其性质。

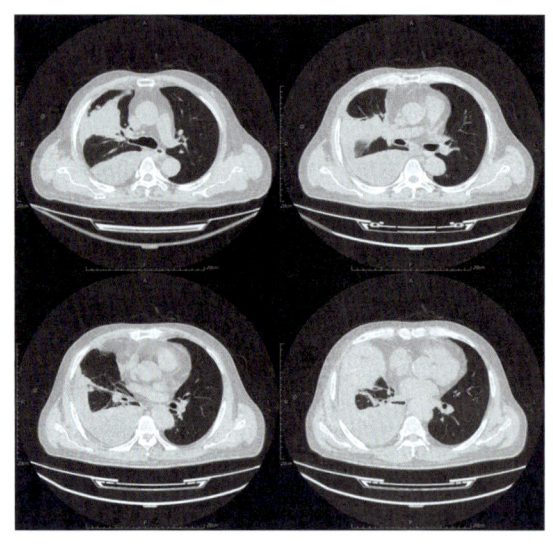

图 21-4 胸部 CT（2022-10-12）

10 月 13 日行超声引导下胸腔穿刺置管引流术，引流出脓性有臭味液体 180 mL，分别送微生物及胸腔积液常规、生化、乳酸脱氢酶、腺苷脱氨酶、细胞学病理检查。10 月 14 日，胸腔积液常规：生化比重 1.031，蛋白定性试验强阳性，细胞总数显示满视野/HP×10^6/L，白细胞显示满视野/HP×10^6/L，单核细胞百分比 45%，多核细胞百分比 55%；TP 37.1 g/L，Cl 100.92 mmol/L，GLU 0.08 mmol/L↓，ALP 5 IU/L↓，LDH 20 357 IU/L↑，ADA 175.3 U/L↑。

胸腔积液非妇科脱落细胞学检查与诊断：可见大量混合菌，抗酸分枝杆菌阴性，上皮细胞（-），白细胞（4+），细胞吞噬现象可见，特殊细胞未见。胸腔积液细胞病理回报提示大量中性粒细胞，未查见肿瘤细胞。胸腔积液细菌培养回报提示革兰氏阳性球菌少量。无菌体液细菌培养结果：星座链球菌星座亚种，大量。患者既往肺穿刺组织 NGS 检查亦检出星座链球菌，目前考虑机化性肺炎合并星座链球菌、烟曲霉感染。星座链球菌为革兰氏阳性球菌，对 β 内酰胺类抗生素敏感，暂继续目前头孢唑肟钠、伏立康唑抗感染治疗，积极引流脓胸。结合患者自身情况：右侧肿块破溃合并瘘，右侧包裹性脓胸、胸腔积液、肺部混合感染，暂行抗感染、胸腔置管引流及其他对症治疗，不予以胸腔冲洗。

10月25日复查胸部CT（图21-5）提示较前明显好转。10月26日追问患者有呛咳病史，最后考虑患者可能是在吸入性肺炎后出现机化性肺炎。呼吸科专家结合患者病历资料会诊后，调整患者下一步治疗方案：①考虑患者肺部病灶感染严重且合并脓胸，调整头孢唑肟钠为头孢呋辛1.5 g，每8小时用药1次；②加用阿米卡星注射液0.4 g雾化吸入，每日2次；③停用甲泼尼龙片；④充分引流胸腔积液，再次完善真菌培养、细菌培养及药敏等检查；⑤预约支气管镜检查并完善灌洗液的相关检查。

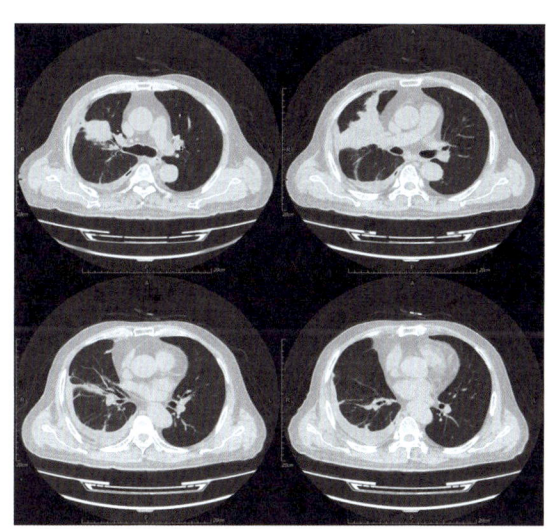

图21-5　胸部CT（2022-10-25）

前期抗感染、引流等治疗有效，右侧胸腔积液局限，胸腔积液引流量少，予以拔除胸腔引流管，暂不进行胸腔冲洗，避免出院后感染扩散。

出院后继续抗感染治疗2周：注射用头孢呋辛钠1.5 g，每8

小时1次+左氧氟沙星片0.5 g，每日1次；口服伏立康唑200 mg，每天2次，疗程1个月。11月29日复查胸部CT（图21-6）见右肺病变，较前病变范围略减少；右侧胸腔积液较前略减少，相邻右肺下叶膨胀不全。继续口服伏立康唑足周期，2023年1月5日随访复查，患者一般情况良好，无特殊不适，胸部CT（图21-7）提示右肺病变，较前病变范围明显减少。

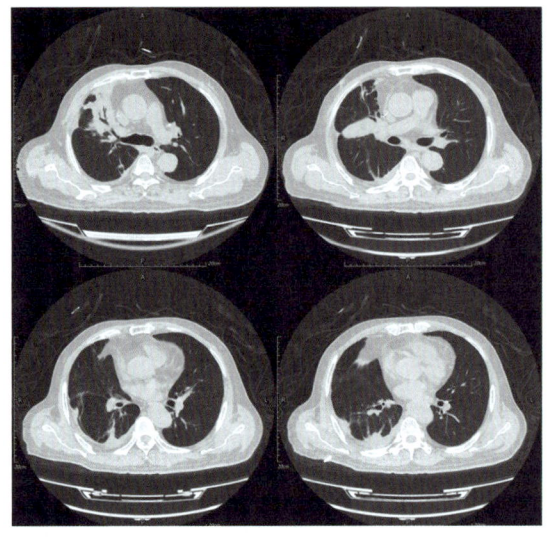

图21-6　胸部CT（2022-11-29）

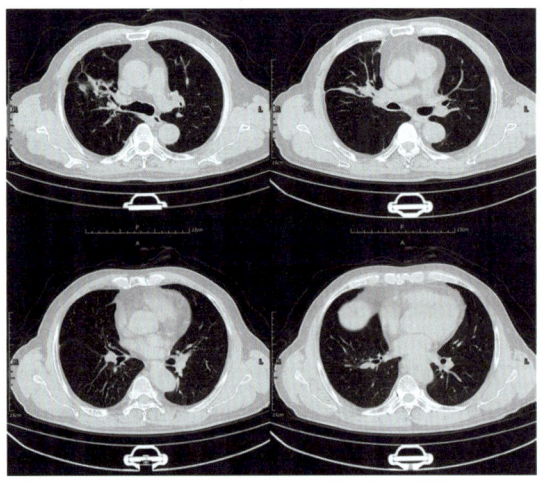

图21-7　胸部CT（2023-01-05）

最终诊断

机化性肺炎；肺部感染（星座链球菌星座亚种、烟曲霉感染）；脓胸。

述评

星座链球菌属草绿色链球菌群，是米勒链球菌菌属的一个菌种，由星座亚群和咽喉亚群组成，草绿色链球菌群还包括咽峡炎链球菌和中间链球菌。该菌属于革兰氏阳性球菌，成双或短链排列，在含有血液、血清的肉汤培养基中呈链状排列。在5% CO_2 环境下生长良好，在血琼脂平板上35 ℃培养18～24小时，会形成较小（直径约1.0 mm）、灰白色、圆形、光滑、温润、边缘整齐、有明显β溶血环的菌落。触酶试验、胆汁七叶苷试验、CAMP试验和杆菌肽抑菌试验均呈阴性。与化脓性链球菌对比，两者均有β溶血环，但星座链球菌杆菌肽耐药，而化脓性链球菌杆菌肽敏感。与无乳链球菌对比，两者菌落形态相似，但星座链球菌CAMP试验阴性，而无乳链球菌CAMP试验阳性。

该菌广泛分布于自然界，在人体体表、口腔和肠道等部位均有分布，可从尿液、血液、肺泡灌洗液、痰液、胸腔积液、腹水、脑脊液等多种临床样本中检测到。通常为与人体共生的条件致病菌，当宿主免疫功能降低或有基础疾病（如慢性阻塞性肺疾病、先天性心脏病、艾滋病）的情况下，这种细菌的感染概率增加。感染该细菌可引起支气管肺炎、肺脓肿、肝脓肿、脑脓肿、心内膜炎、腹膜炎、肾炎、菌血症、皮肤感染等累及全身各器官的化脓性炎症。

尽管国内外陆续有对星座链球菌感染的报道，但总体来说数量不多，这并不代表其发病率低，病例少的原因是此菌临床培养较困难。这种菌在需氧环境中生长不良，需放置于5% CO_2 或厌氧环境下才能促进其生长，这导致实验室易忽略此类菌群的检测。另外，星座链球菌对大多数抗生素，特别是青霉素及其衍生物有很高的敏感性。药敏试验的选药范围也较为广泛：对氨苄西林、头孢唑啉、头孢呋辛、头孢克洛、头孢噻肟、头孢曲松、头孢吡肟、美罗培南、帕尼培南、万古霉素、左氧氟沙星敏感率为100%，对克林霉素敏感率为83%，青霉素为90%，氯霉素为93.3%。多数住院患者入院前已接受过抗菌药物治疗或有自行服药史，这种抗生素滥用情况导致星座链球菌培养阳性率低。

当患者机体免疫力低下时，常可引起化脓性感染。国外学者对确定为星座链球菌属的病例进行基因测序分析，发现相比较于咽峡炎链球菌，感染星座链球菌和中间型链球菌者更容易形成深部的脓性病灶。由星座链球菌导致的脓胸、肝脓肿、败血症、牙源性脓肿、宫腔内化脓性感染、化脓性脊柱炎、颈部脓肿、坏死性纵隔炎，甚至脑脓肿等均有案例报道。国内学者曾对339例成人胸腔感染病原菌者进行特征分析，发现胸腔感染病原菌主要是以革兰氏阴性菌为主，由星座链球菌等革兰氏阳性菌导致的感染仅占12.4%（17/137）。有研究对呼吸系统感染咽峡炎链球菌属的患者进行临床特征分析，得出的结论是星座链球菌呼吸系统感染常见于有基础疾病的男性，典型表现是胸腔积液，半数的胸腔积液经进一步检查是脓胸。患者的主要临床表现常为咳嗽、咳痰和胸痛，其中胸痛症状较为突出，胸部听诊脓胸患侧呼吸音低，

B超或CT等可见明显的胸腔积液。经B超引导下胸腔穿刺引流的积液呈现明显的棕色，似奶茶样，伴恶臭。

脓胸是指由于致病菌侵入胸膜腔内，导致其发生化脓性感染，并产生脓性渗出液积聚于胸膜腔内。对于其治疗主要是控制病原菌，根据致病菌对药物的敏感性，选用有效抗菌药物；彻底排净脓液，促进肺组织尽快复张。对于星座链球菌所致的脓胸，治疗上可优先选择青霉素类及其衍生物，常规剂量至足疗程6～8周，或直至胸部脓腔和炎症消失，仅有少量的残留纤维化才可停药。

本例患者是一例间断性咯血的复杂病例，包括星座链球菌感染、烟曲霉感染导致咯血、脓胸、机化性肺炎等问题。入院时经验性选择了左氧氟沙星抗感染治疗，根据mNGS回报结果[鲍曼不动杆菌（序列数957503），星座链球菌（序列数987），烟曲霉（序列数33）]，调整为头孢唑肟钠联合伏立康唑进行抗感染治疗。后续结合患者病情变化，将头孢唑肟钠调整为头孢呋辛，其敏感率为100%，同时联合阿米卡星雾化，取得了很好的治疗效果。

免疫抑制患者易发生条件致病菌感染，也是混合感染的高危人群；当明确一种病原体并进行针对性治疗后无明显好转或出现病情反复的患者，需考虑混合感染可能，应反复多次进行病原学检查。对于NGS报告的条件致病菌，需注意分清感染和定植。

（蔺晨雨）

参考文献

[1] ALLEN B L, KATZ B, HÖÖK M. Streptococcus anginosus adheres to vascular endothelium basement membrane and purified extracellular matrix proteins[J]. Microb Pathog, 2002, 32（4）：191-204.

[2] YE R H, YANG J C, HONG H H, et al. Descending necrotizing mediastinitis caused by streptococcus constellatus in an immunocompetent patient: case report and review of the literature[J]. BMC Pulm Med, 2020, 20（1）: 43.

[3] 王雪巧, 李丹妮, 徐欢, 等. 成人胸腔感染病原菌特征及预后分析[J]. 四川大学学报（医学版）, 2019, 50（3）: 452-455.

[4] NOGUCHI S, YATERA K, KAWANAMI T. The clinical features of respiratory infections caused by the streptococcus anginosus group[J]. BMC Pulm Med, 2015, 10（15）: 133-137.

病例 22
全身播散性诺卡菌病

病历摘要

【基本信息】

患者女性，47岁。于2021年12月28日无明显诱因出现咳嗽、咳痰，痰中带血，为鲜红色，无发热、盗汗、胸痛等症状，自行口服抗感染药物后症状稍有缓解。2022年2月3日患者出现发热，测量体温为38.0 ℃，伴左侧胸痛，就诊于当地诊所，予以左氧氟沙星、头孢类药物治疗后症状未见明显缓解，胸部CT提示左肺上叶舌段占位性病变可能性大，累及下叶，伴左侧胸腔积液，左肺下叶基底段炎症。继续抗感染治疗后，未见明显好转。2022年2月18日，患者因"咳嗽、咳痰、痰中带血50天，加重伴发热15天"入我院治疗。

既往史：否认高血压、糖尿病、冠心病等病史；否认肝炎、结核、疟疾等传染病史；否认手术史、外伤史、输血史；否认药物、食物过敏史。

个人史：否认吸烟史、饮酒史，发病前曾食用海鲜。

家族史：家族中无传染病及遗传病史。

【入院查体】

体温38 ℃，脉搏84次/分，呼吸20次/分，血压114/76 mmHg。右肺呼吸音正常，左肺呼吸音低，可闻及散在湿性啰音。心腹查体未见明显异常。

【辅助检查】

全血细胞计数+5分类检测+C反应蛋白：WBC 12.90×10^9/L ↑，RBC 3.5×10^{12}/L，HGB 110 g/L，PLT 343×10^9/L ↑，NE 10.80×10^9/L ↑，CRP 131.26 mg/L ↑。肝肾功能：ALT 54.4 U/L ↑，AST 39.8 U/L ↑，ALB 25.3 g/L ↓，Cr 35.9 μmol/L ↓，Na 131 mmol/L ↓，K 3.45 mmol/L ↓，Cl 94.59 mmol/L ↓。肿瘤全套：CA12-5 59.20 U/mL ↑，CA72-4 27.00 U/mL ↑，FE 698.9 ng/mL ↑。细胞+多因子：IL-6 111.56 pg/mL ↑。血气分析：pH 7.50 ↑，PCO_2 38 mmHg，PO_2 71 mmHg ↓。

诊疗经过

予以盐酸莫西沙星+头孢哌酮钠舒巴坦钠静脉滴注进行抗感染及对症支持治疗。于2022年2月21日行支气管镜检查+肺泡灌洗（图22-1）：双侧支气管可见黏性分泌物，左肺舌叶及下叶黏膜充血。灌洗液mROS：偶见杆菌，白细胞（4+），细胞分类计数＞200个，巨噬细胞百分比1.65%↓，中性粒细胞百分比97.80%↑。NGS结果回报检测到病原菌：诺卡菌属（序列数303，置信度99%）。胸部增强CT（图22-2）：①左肺上叶占位，考虑恶性伴阻塞性炎症可能，其他待排，建议穿刺进一步明确；②纵隔多发肿大淋巴结，转移不除外；③左侧胸腔存在积液（包裹性）、相邻肺组织膨胀不全，少许心包积液；④扫描所见左侧肾上腺略增粗。2022年2月22日调整抗感染方案为口服复方磺胺甲噁唑4片、每日3次＋注射用亚胺培南西司他丁钠1 g、每8小时1次。2022年3月1日行超声引导下胸腔闭式引流术，胸腔引流出脓血性液体约50 mL。化验回报：颜色呈橘红色，浑浊，比重1.034，蛋白定性试验阳性，细胞总数满视野/HP×10^6/L，白细胞2688×10^6/L，单核细胞百分比38%，多核细胞百分比62%；胸腔积液蛋白50.5 g/L↑，胸腔积液氯96.94 mmol/L↓，胸腔积液糖1.59 mmol/L↓。多次送检血培养未见明显异常。2022年3月10日复查胸部CT（图22-3）提示病灶局部较前稍缩小。2022年3月11日在CT引导下行经皮肺穿刺活检术，3月17日出病理结果（图22-4）：（左上肺）穿刺肺组织慢性炎伴急性炎，肺泡上皮增生，肺泡内见出血，局灶纤维组织增生，见少量肉芽肿病变。后患者出现输液时烦躁、全身不适的情况，恶心、呕吐、食欲缺乏、腹部不适的症状也逐渐加重，但其拒绝继续治疗，于2022年3月23日出院。

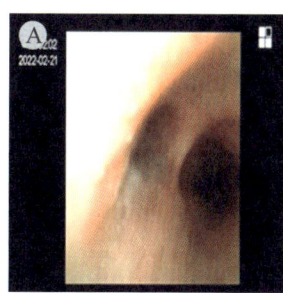
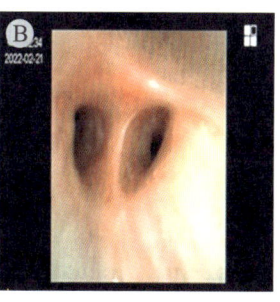

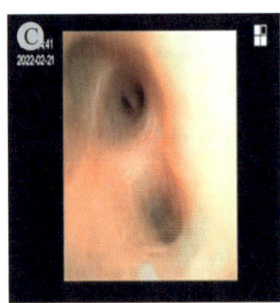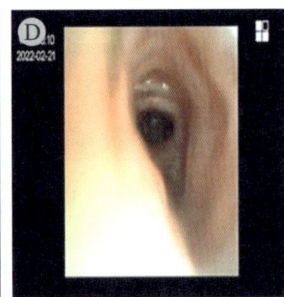

图 22-1　支气管镜检查 + 肺泡灌洗（2022-02-21）

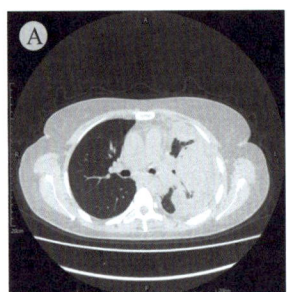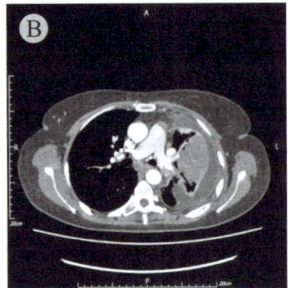

图 22-2　胸部增强 CT

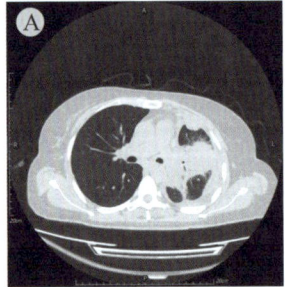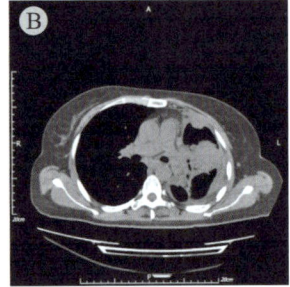

图 22-3　胸部 CT（2022-03-10）

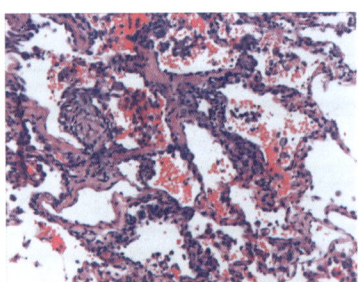

图 22-4　病理提示（2022-03-17）

2022年5月9日患者再次来院复诊，复查胸部CT（图22-5）：①左肺上叶肿块，较前（2022-03-11）略增大，周围渗出影增多，考虑恶性伴阻塞性炎症可能，其他待排；②纵隔多发肿大淋巴结，转移不除外；③左侧胸腔积液较前略减少，相邻肺组织膨胀不全；④少许心包积液；⑤扫描所见左侧肾上腺略增粗。

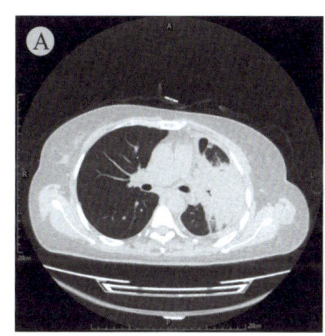 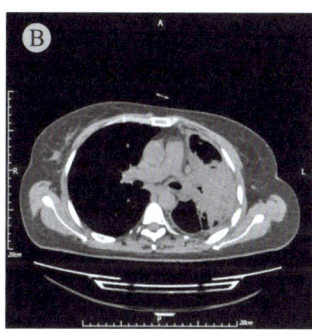

图22-5　胸部CT（2022-05-09）

进一步完善PET/CT，结果回报：①左肺占位性改变，FDG摄取明显增高，考虑恶性，肺癌可能，伴阻塞性肺炎、肺不张，左侧胸膜转移，左侧锁骨下区、纵隔多组、左肺门及左侧前肋膈角淋巴结转移，左侧胸小肌后方增大淋巴结、左侧膈角与左侧肾上腺间稍大淋巴结，考虑转移，胰体部转移，全身多发肌肉转移，左侧额骨及第6、第7、第10肋骨转移；②心包少量积液，左侧胸腔积液；③双侧筛窦及上颌窦炎症；④视野内诸骨骨质FDG摄取增高，脾脏代谢增高，考虑发热所致；⑤脊柱轻度骨质增生。2022年6月10日在超声引导下行臀部肌层病灶穿刺取活检，病理结果（图22-6）：（右侧臀大肌）穿刺肌肉及纤维慢性炎伴中度急性炎及微脓肿形成，局灶查见数个菌落样结构及多核巨细胞。臀大肌肌肉活检组织NGS(表22-1)：诺卡菌属 [序列数（百分比）2937（100%），置信度99%]。嘱患者继续口服复方磺胺甲噁唑

4片,每日3次,并联合利奈唑胺进行抗感染治疗、碳酸氢钠片碱化尿液,同时给予护肝、抑酸护胃等对症治疗,定期复查,病灶逐渐减小。2023年2月及5月复查胸部CT可以看到病灶呈持续吸收状态(图22-7)。

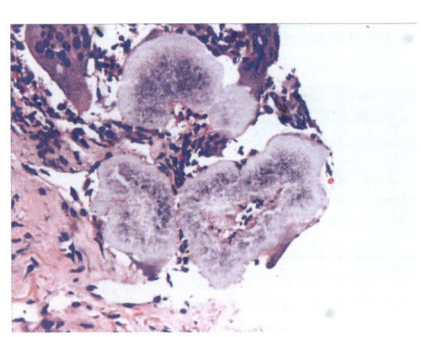

图22-6 肌肉活检病理

表22-1 臀大肌肌肉活检组织NGS

类型	属	种	检出序列数(百分比)	置信度
B:G⁺	诺卡菌属	*Nocardia gipuzkoensis*	2937(100.00%)	99%

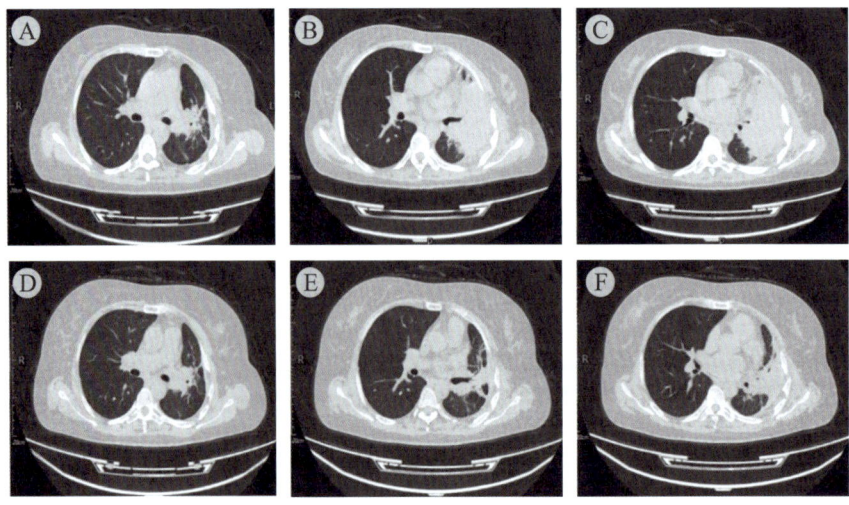

图22-7 2023年2月及5月复查胸部CT

最终诊断

全身播散性诺卡菌病；多浆膜腔积液。

述评

诺卡菌是一种革兰氏阳性需氧菌，为放线菌的一种，菌丝呈分枝状，具有弱抗酸性，易误诊为结核分枝杆菌。诺卡菌广泛存在于自然界中，主要存在于土壤和腐生物中，诺卡菌属包括 9 个种，其中与临床有关的是星形诺卡菌、巴西诺卡菌、豚鼠诺卡菌、南非诺卡菌、鼻疽诺卡菌、新星诺卡菌 6 种，在我国最为常见的是星形诺卡菌和巴西诺卡菌，诺卡菌是一种非人体定植的条件致病菌，可通过气道吸入、消化道及皮肤外伤破溃的方式侵入人体而致病，常见感染部位为肺、皮肤、中枢神经系统、肾、脾等器官，其中肺部感染占 70%～80%。人体主要通过细胞的免疫功能抵抗诺卡菌感染，故诺卡菌病主要发生在免疫力低下的人群中，如 HIV 感染、器官移植术后、长期应用糖皮质激素，以及患肿瘤、自身免疫性疾病、糖尿病的患者。近年来也有多篇文献报道称，免疫功能正常的人群也可发生诺卡菌病感染，但往往合并了结核病、慢性阻塞性肺疾病、哮喘、支气管扩张或尘肺病、结节病、慢性酗酒、糖尿病和营养不良等能造成肺部结构异常的疾病或慢性消耗性疾病，且不易出现血行播散，这说明诺卡菌感染可能与感染途径和宿主有关。但免疫功能正常的患者出现系统播散性诺卡菌感染还是较为少见的。

诺卡菌病是一种化脓性疾病，局部组织坏死伴脓肿形成的表现较为常见，病灶内可见中性粒细胞、淋巴细胞、浆细胞浸润，进而形成炎性肉芽肿，在感染组织脓液中有类似硫黄样颗粒，呈淡黄色、红色、黑色不等。肺部受侵犯比较多见，常表现为支气管肺炎、肺实变、坏死性肺炎伴空洞形成。局部播散可引起胸膜、心包及纵隔炎，侵犯胸壁可形成瘘管。本例患者以呼吸道症状起病，有脓性胸腔积液形成，组织病理可见炎性细胞浸润。

肺诺卡菌病是诺卡菌引起的肺部慢性感染。常因吸入菌丝致病，临床表现无特异性，常为亚急性或慢性肺炎表现，主要表现为发热、咳嗽、咳痰、呼吸困难、体重减轻、食欲下降，同时还可表现出慢性病的消瘦、慢性病容、精神疲软等症状。实验室检查常为感染征象，表现为中性粒细胞增加、乳酸脱氢酶升高、红细胞沉降率加快、血清白蛋白减少、$CD4^+T$细胞减少、G试验阳性。本例患者实验室检查结果并不完全相符，其细胞及体液免疫均正常、白蛋白水平稍低、炎症因子明显升高、红细胞沉降率加快，这说明诺卡菌感染具有多变性。

诺卡菌肺病的影像学表现也无明显的特异性，可有多种表现形态：①孤立或多发结节；②点状或斑片状渗出性病灶；③肺实变；④磨玻璃样间质渗出性病灶；⑤炎性空洞；⑥肿块；⑦胸膜下浸润性病灶及渗出性胸膜病灶。其常常被误诊为细菌性肺炎、肺脓肿、肺结核、肺癌、组织胞浆菌病、放线菌病等。有研究表明，对于免疫功能正常且既往无基础疾病的诺卡菌感染患者，影像学表现更为多变，可以同时存在多种形态改变，其中实变、斑片影、结节比例较高。本例患者影像学表现为团块影伴肺实变，伴单侧大量胸腔积液，FDG摄取增高，高度怀疑肿瘤。经肺泡灌洗及穿刺活检后诊断为肺诺卡菌感染，但经过抗感染后病灶吸收不明显，这也更加印证了诺卡菌感染诊断的易混淆性。对诺卡菌感染，尤其是播散性诺卡菌感染的早期诊断目前尚存在较大困难。在多种检查均提示肿瘤可能时，多部位穿刺活检提示诺卡菌感染更能辅证诊断的准确性。

诺卡菌是一种需氧菌，生长缓慢，一般培养2～6天的时间才可见针尖大小菌落，高度怀疑诺卡菌感染时要求培养时长需达到4周，一般实验室在进行痰培养时培养时间无法达到诺卡菌的培养时长，且口腔中大量共生菌群的生长易掩盖诺卡菌菌落，所以在常规检验中容易漏检，且诊断时间长。因此，临床怀疑是诺卡菌感染时多学科沟通非常重要，临床科室应及时与检验科沟通，加做涂片的同时延长培养时间。此外，单纯痰标本培养的阳性率较低，有研究表明，约有44%的患者是通过侵入性操作来确诊诺卡菌病的，侵入性操作留取的标本培养的阳性率为85%～90%。因此，多样本送检十分必要，临床常见标本如脓液、胸腔积液、脑脊液、痰、血液、组织标本、支气管镜下刷检或支气管肺泡灌洗液等多种体液标本同时送检可提高诺卡菌感染诊断的准确率，但对于何种标本更易检出阳性结果目前尚缺乏足够的样本研究证据。NGS技术的兴起为临床诊断诺卡菌病提供了新方法，NGS的灵敏性、特异性更优于传统的病原体培养，使包括诺卡菌在内的少见致病菌的诊断变得更加快速、准确，但其较高的成本大大限制了应用范围；此外，NGS技术还要求临床医生有丰富的临床经验，能够准确判别检测到的病原体是背景菌还是致病菌，而且NGS对于检测到的大多数病原菌不能进行药物敏感性测定，这对临床后续治疗的作用较为局限。

鉴于诺卡菌病发病率低且个体差异较大，针对诺卡菌病的治疗往往更加个体化。目前倾向于根据药敏结果选用药物，但鉴于诺卡菌培养阳性率低，往往缺乏相应的药敏结果，临床治疗往往依靠以往的经验进行抗感染治疗。目前，常用的药物有复方磺胺甲噁唑、阿米卡星、亚胺培南、利奈唑胺、第3代头孢菌素类、米诺环素、阿莫西林-克拉维酸等，其中复方磺胺甲噁唑为诺卡菌的一线治疗药物。对于轻中度的局限性诺卡菌病患者，可单药治疗。对于轻中度肺诺卡菌病而未累及其他器官的患者，建议磺胺甲噁唑-甲氧苄啶（SMZ-TMP）单药治疗，对于累及多系统、多器官的严重感染或者中枢神经系统感染及免疫抑制状态的患者，建议2种或3种静脉用药物联合治疗。常规治疗后的低剂量长疗程维持治疗非常重要，否则极易复发。免疫功能正常的患者建议治疗3个月以上，免疫功能受损的患者建议治疗6～12个月。总疗程根据感染的部位、严重程度、宿主状态，以及对治疗的临床与影像学反应而定。

（磨国鑫　赵楠楠）

参考文献

[1] SAMANNODI M. Disseminated nocardia paucivorans in an immunocompetent patient: a case report and literature review[J]. Clin Case Rep, 2021, 9 (8): e04659.

[2] BROWN-ELLIOTT B A, BROWN J M, CONVILLE P S, et al. Clinical and laboratory features of the Nocardia spp. based on current molecular taxonomy[J]. Clin Microbiol Rev, 2006, 19 (2): 259-282.

[3] WU J, LI X, ZHANG T, et al. Disseminated nocardia farcinica involves the spinal cord: a case report and review of the literature[J]. BMC Infect Dis, 2021, 21 (1): 1224.

[4] OKAWA S, SONOBE K, NAKAMURA Y, et al. Pulmonary nocardiosis due to nocardia asiatica in an immunocompetent host[J]. J Nippon Med Sch, 2015, 82 (3): 159-162.

病例 23
复发性多软骨炎

病历摘要

【基本信息】

患者男性，33岁。半年前无明显诱因出现咽痛，随即咳嗽，痰液不多，为白色黏痰，自服药物治疗（具体不详），治疗后咽痛减轻，但仍间断咳嗽。之后咳嗽逐渐加重，痰液增多，白色黏痰。咳嗽频繁时自觉喘息，自诉可闻及喉部喘鸣音，间断出现低热，体温波动在37.2～37.5 ℃。在当地医院就诊查血常规提示WBC $13.35 \times 10^9/L$、CRP 57.8 mg/L；喉镜提示慢性咽炎；胸部CT未见异常；布鲁杆菌抗体、结核分枝杆菌DNA检测、血培养均为阴性。遂诊断为支气管哮喘，先后给予阿奇霉素、头孢、左氧氟沙星、莫西沙星、哌拉西林、青霉素、血必净等治疗，喘息时使用沙丁胺醇气雾剂治疗，症状无明显缓解。遂就诊于上级医院，查肺部CT提示双肺少许陈旧性病变；肺功能检查提示轻度阻塞性通气功能障碍、小气道功能障碍、支气管舒张试验阴性；鼻一氧化氮测定：9 ppb。诊断为慢性阻塞性肺疾病、支气管哮喘。予以莫西沙星、穿心莲、复方甲氧那明、多索茶碱、布地奈德福莫特罗吸入粉剂（每支320 μg）治疗，患者症状仍未缓解。2个月前患者回到当地，当地医生建议患者服用激素，遂开始服用地塞米松片0.75 mg，每日1次，服用后患者咳嗽、喘息明显减轻。病程中反复双耳郭红肿伴疼痛，未予以诊治。为进一步检查及治疗主因"咳嗽伴喘息半年"于2022年7月15日入我院。

既往史：2年前患者被诊断为银屑病，治疗后目前控制可。2014年右上臂截断，之后行断肢连接手术。

个人史：无特殊。

【入院查体】

体温36.5 ℃，脉搏86次/分，呼吸20次/分，血压142/82 mmHg。双耳郭松软、红肿（图23-1），局部皮温增高，鼻外形正常无畸形，喉部可闻及喘鸣音。双肺呼吸音清，未闻及干湿性啰音。心腹查体未见明显异常，四肢关节无畸形，无明显水肿。

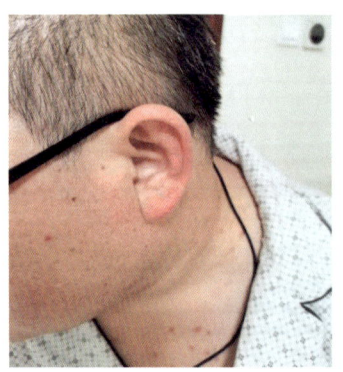

图23-1 耳郭红肿

【辅助检查】

血常规：WBC 10.86×10^9/L↑，RBC 5.2×10^{12}/L，HGB 147 g/L，PLT 419×10^9/L，EOS% 0.9%，LY 4.11×10^9/L，EOS 0.10×10^9/L。尿便常规、肝肾功能、电解质、凝血功能、抗链球菌溶血素O、CRP、RF、ESR、免疫球蛋白未见明显异常。血气分析（未吸氧）：pH（37.0 ℃）7.37，PCO_2（37.0 ℃）49 mmHg，PO_2（37.0 ℃）68 mmHg。p-ANCA、c-ANCA、抗RNP/Sm、抗Sm、抗SS-A、Ro-52、抗SS-B、抗Scl-70、Pm-Scl、抗Jo-1、CENP B、PCNA、抗dsDNA、核小体、组蛋白、核糖体P蛋白、抗线粒体抗体（AMA）、抗核抗体（ANA）均为阴性。

心脏超声提示左房增大。吸气相胸部CT（图23-2）：主气管、支气管及段以上支气管管壁增厚、多发钙化，管腔变窄。肺功能检查提示重度阻塞性通气功能障碍、弥散功能正常、气道阻力明显升高；鼻一氧化氮测定：9 ppb。

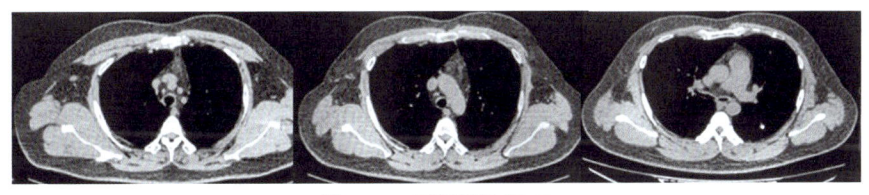

图23-2　吸气相胸部CT

结合患者病程中反复出现双耳郭红肿伴疼痛症状、应用激素后咳嗽喘息症状有改善等病史及吸气相胸部CT表现，考虑复发性多软骨炎可能性大，进一步行呼气相胸部CT（图23-3）及气道重建（图23-4）：呼气相气管、支气管管壁软化塌陷。鼻部内镜提示鼻腔黏膜慢性充血，鼻中隔略右偏；双侧中鼻道未见明显新生物及分泌物；双侧下鼻甲不大，鼻咽部未见新生物，咽隐窝光滑对称。声导抗测听报告未见异常。

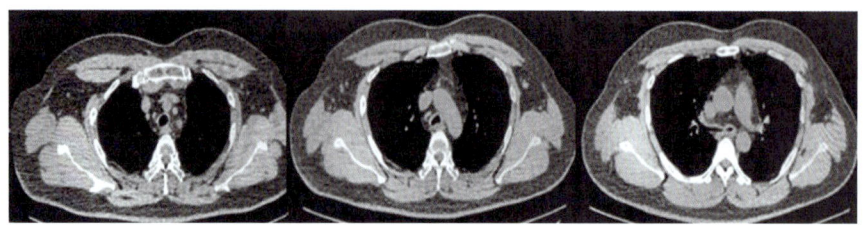

图 23-3 呼气相胸部 CT

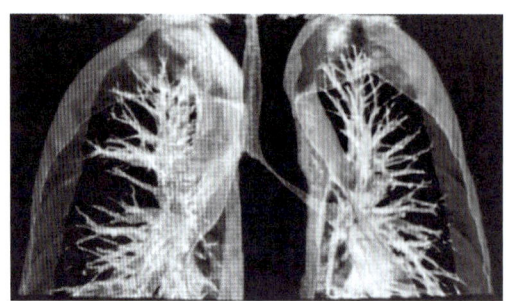

图 23-4 气道重建

诊疗经过

经综合考虑诊断为复发性多软骨炎。2022 年 7 月 20 日开始予以甲泼尼龙片 40 mg，每日 1 次，同时予以抑酸、补钙、预防孢子菌等对症治疗。2022 年 9 月 1 日到风湿免疫科就诊后加用甲氨蝶呤，每周 4 片，并嘱患者随后定期到风湿免疫科随访就诊。

最终诊断

复发性多软骨炎。

述评

复发性多软骨炎（RP）是一种免疫介导的全身炎症性疾病，

主要累及软骨及富含蛋白聚糖成分的组织，如耳、鼻、气道、眼和关节等，特征性表现为耳和鼻软骨炎症、畸形。约 1/3 的患者可伴发其他疾病，如系统性血管炎（systemic vasculitis，SV）等风湿性疾病、骨髓增生异常综合征（MDS）等血液病及恶性肿瘤。RP 是一种罕见病，国外研究发现 RP 发病率为（0.35～9.0）/100 万，各种族和年龄段均可发病。该疾病好发于 40～60 岁，发病无明显性别差异，皮疹、发热、体重减轻可能是首发症状。本例患者呈亚急性起病，且为青壮年男性，初期临床症状缺乏特异性，误诊为支气管哮喘、慢性阻塞性肺疾病。

RP 最常见的表现为耳软骨炎，发生率可达 90%，常表现为单侧或双侧耳郭红肿、疼痛，缺少软骨的耳垂仍然完好无损。也可累及咽鼓管、外耳道导致听力下降。早期可自行缓解，常误诊为感染，若炎症反复发作，耳郭可能会失去其正常形态，表现为特征性"菜花耳""松软耳"。RP 患者鼻软骨炎症表现为鼻塞、鼻梁压痛或疼痛，很少表现为鼻出血。进行性炎症导致软骨损伤，可能出现鼻梁变平和"马鞍鼻"畸形，女性患者和 50 岁以下患者较为常见，本例患者病程中双耳郭红肿伴疼痛反复发作，查体见双耳郭松软、红肿，局部皮温增高，但未见耳郭塌陷、"马鞍鼻"等表现。

气道受累是 RP 发病及导致死亡的主要原因之一，发生率约为 50%。上下气道软骨均可累及。喉部受累可引起声门狭窄，表现为咳嗽、声音嘶哑、喘息、哮鸣、呼吸困难和颈前部压痛。气管和主支气管可为隐匿性受累，症状为干咳、呼吸困难和喘息，常误诊为支气管哮喘、慢性阻塞性肺疾病，部分患者可发展为呼吸衰竭。本例患者以咳嗽伴喘息起病，病程中曾行喉镜检查但未见明显异常，吸气相CT因气道塌陷不明显，所以未能及时确诊，导致症状反复。

约70%的RP患者会出现关节受累，胸锁关节、胸骨柄关节、肋软骨等肿痛或压痛，晚期可出现胸廓畸形。关节炎常为非对称性关节炎，可累及手关节、膝关节等大小关节，一般为非侵蚀性关节炎，可自行缓解或经抗炎治疗后缓解。目前该疾病无公认的特异性自身抗体，部分患者可出现ANA、RF、ANCA阳性，此时需鉴别患者是否合并其他风湿性疾病。本例患者入院后查风湿免疫指标皆正常，且经反复追问病史，自诉病程中未出现关节肿痛症状。

RP无特异的胸部影像学表现，部分患者可出现支气管软化症进而导致支气管或气管壁塌陷，累及气道的典型表现是沿气管壁软骨增厚，气管壁后方膜部未受累。支气管镜检查可见黏膜炎症、气道狭窄或气管支气管软化，但由于气道壁脆弱，有穿孔的危险，必须谨慎进行。本例患者胸部CT可见主气管、支气管及段以上支气管管壁增厚、多发钙化，管腔变窄，呼气相管腔塌陷，气道重建提示左主支气管局部变窄，符合复发性多软骨炎影像学表现。但患者因个人原因拒绝行气管镜检查，未能进一步明确镜下表现。

糖皮质激素是唯一在治疗RP上获得一致认可的药物。在复发期，必要时需用高剂量糖皮质激素静脉冲击治疗，症状缓解后可逐渐减量，但大多数患者需要永久性使用低剂量糖皮质激素。长期使用糖皮质激素可减少复发频率和疾病严重程度。糖皮质激素依赖或耐药后可使用免疫抑制剂或免疫调节药物控制疾病，以减少糖皮质激素的用量及其产生的不良反应。本例患者在未确诊前已使用糖皮质激素，后联合甲氨蝶呤治疗。

（张侃　赵铁梅）

参考文献

[1] BORGIA F, GIUFFRIDA R, GUARNERI F, et al. Relapsing polychondritis: an updated review[J]. Biomedicines, 2018, 6 (3): 84.

[2] MOHAMMAD A, AMBROSE N, TUOHY M, et al. Relapsing polychondritis: reversible airway obstruction or asthma[J]. Clin Exp Rheumatol, 2008, 26 (5): 938-940.

[3] MOHSENIFAR Z, TASHKIN D P, CARSON S A, et al. Pulmonary function in patients with relapsing polychondritis[J]. Chest, 1982, 81 (6): 711-717.

[4] LEKPA F K, CHEVALIER X. Refractory relapsing polychondritis: challenges and solutions[J]. Open Access Rheumatol, 2018, 10: 1-11.

病例 24
抗合成酶抗体综合征

病历摘要

【基本信息】

患者女性，48岁，农民。8个月前无明显诱因出现发热、气短、咳嗽症状，发热症状无明显规律，无时间差别，体温可波动在37.3～38.4 ℃，活动后气短、咳嗽症状明显，咳黄白色痰。于外院就诊，诊断为间质性肺炎，行青霉素联合莫西沙星注射液静脉滴注抗感染等对症治疗1周后仍有发热，体温维持在37.3～38.0 ℃。2023年1月，再次出现发热，体温升高至38.4 ℃，于所在地诊所静脉滴注抗生素进行治疗（具体不详），治疗后发热症状无明显改善。至2023年4月期间发热症状反复，未系统就诊治疗，一直自行口服布洛芬进行退热，服药后体温可降至正

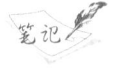

常，但不定时发热症状无任何改善。2023年4月在家人劝说下再次到医院就诊，用青霉素静脉滴注治疗11天，发热症状仍无改善。为求进一步治疗于2023年6月9日于北京某医院就诊，2023年6月12日查肌炎抗体谱：抗EJ抗体IgG（3+），抗Ro-52抗体IgG（3+）。2023年6月15日行胸部CT（图24-1）：两肺间质性炎症，建议治疗后复查，左肺下叶肺大疱，扫描所见左肾上腺腺瘤可能。2023年6月14日肺功能检查：FEV_1/FVC 87.01%，$FEV_1\%$ 65.2%，DL_{CO} SB 55%，提示限制性通气功能障碍，障碍分级中度；小气道功能障碍。最大通气量百分比轻度减退；残气量正常，肺总量降低，残气占肺总量百分比升高；弥散功能中度减退，气道阻力升高；气道可逆试验阴性。FEV_1用药后较用药前增加0.8%。完善相关检查后诊断为抗合成酶抗体综合征，予以他克莫司胶囊1 mg，口服，每12小时1次进行免疫抑制；注射用甲泼尼龙琥珀酸钠40 mg静脉滴注，每日1次进行抗炎；辅以注射用奥美拉唑钠40 mg静脉滴注，每日1次抑酸护胃；复方磺胺甲噁唑片2片，口服，每隔1日用药1次预防肺孢子菌肺炎；碳酸钙D_3片（Ⅱ）1片，口服，每日1次进行补钙；患者病情稳定后回家继续口服药物治疗。2023年8月1日，患者为复查再次来院，被门诊以"间质性肺炎"收入院。患者目前神志清，精神可，饮食正常，睡眠正常，体重半年来减轻10 kg，大便正常，排尿正常。

既往史：2年前因咳嗽、气短于外院就诊，行胸部CT等相关检查后诊断为间质性肺炎，未住院系统诊治，于当地中医诊所口服中药制剂治疗，服药后自觉咳嗽、气短症状好转，至此次发病前未复查。否认冠心病、高血压、糖尿病等病史；否认肝炎、结核、疟疾等传染病史；否认手术史、外伤史、输血史、过敏史，预防接种随当地进行。

个人史：否认疫区居住史；否认疫水、疫源接触史；否认放射物、毒物、毒品接触史；否认冶游史；否认吸烟史、饮酒史。

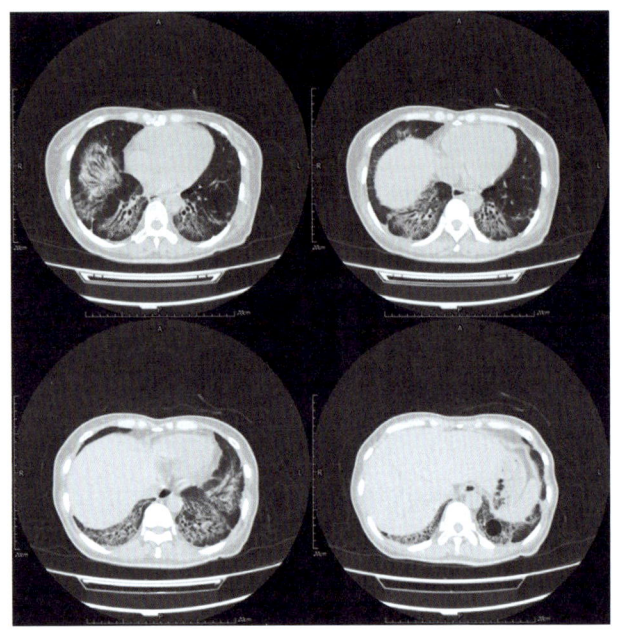

图 24-1　胸部 CT（2023-06-15）

【入院查体】

体温 36.5 ℃，脉搏 83 次/分，呼吸 20 次/分，血压 138/90 mmHg。全身皮肤黏膜无黄染及皮疹，全身浅表淋巴结未触及肿大。呼吸正常，胸式呼吸。呼吸动度两侧对称，触觉语颤正常且两侧对称，未触及胸膜摩擦感。双肺叩诊呈清音，听诊双肺呼吸音粗，双下肺可闻及细湿性啰音。语音传导两侧对称。心界正常，律齐，心音正常，各瓣膜听诊区未闻及杂音。右手指桡侧面粗糙。

【辅助检查】

血生化：TG 2.57 mmol/L ↑，TC 6.30 mmol/L ↑，LDL 4.33 mmol/L ↑。

血常规：WBC 13.14×10⁹/L ↑，PLT 421×10⁹/L ↑，NE% 70.5% ↑，NE 9.26×10⁹/L ↑，EOS 0.02×10⁹/L ↓。

肿瘤标志物：CA72-4 26.68 U/mL ↑，CA15-3 26.72 U/mL ↑，CA211 7.14 ng/mL ↑，β2-MG 4.53 μg/mL ↑。

GM 试验 0.86 μg/L（+）。

免疫抑制药物（FK506）浓度测定（血）：1.4 ng/mL。

抗 EJ 抗体 IgG（3+），抗 Ro-52 抗体 IgG（3+）。2023 年 8 月 1 日复查胸部 CT（图 24-2）：两肺间质性炎症，建议治疗后复查；左肺下叶肺大疱，请结合临床；扫描所见左肾上腺腺瘤可能。左右双侧股部平扫 MRI 及增强扫描未见明显异常。

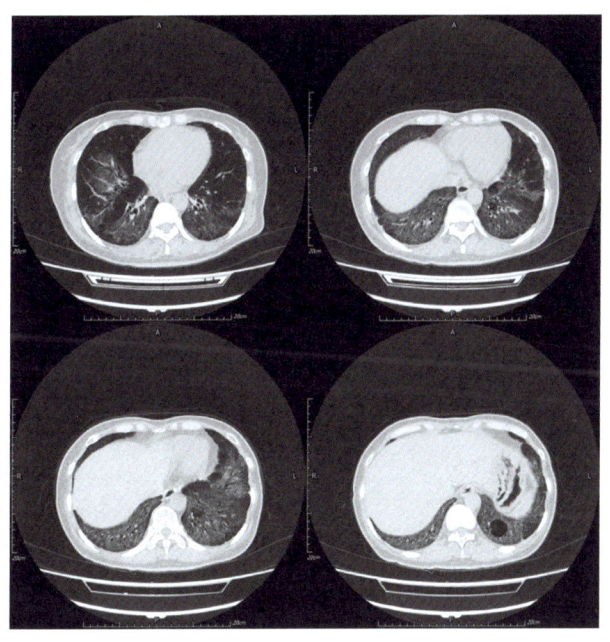

图 24-2　胸部 CT（2023-08-01）

诊疗经过

予以吸入用乙酰半胱氨酸溶液雾化祛痰；泼尼松片抗炎性渗

出；他克莫司胶囊抑制免疫反应；雷贝拉唑钠肠溶片抑酸护胃；复方磺胺甲噁唑片预防肺孢子菌肺炎（PCP）；碳酸钙 D_3 片（Ⅱ）补钙等治疗，积极预防并发症。

复查 GM 试验 0.38 μg/L（−），免疫抑制药物（FK506）浓度测定（血）：1.9 ng/mL；患者应用他克莫司胶囊抑制免疫反应，药物浓度未达标，故调整为口服他克莫司胶囊 1.5 mg，每 12 小时 1 次。

最终诊断

抗合成酶抗体综合征；间质性肺炎。

述评

抗合成酶抗体综合征（ASS）是炎性肌病的一种亚型，临床表现除肌肉受累以外，肺部受累也比较常见，其他表现有关节炎、发热、典型皮肤病变和雷诺现象，伴有特征性的抗合成酶抗体，包括抗组氨酰 tRNA 合成酶抗体（抗 Jo-1 抗体）及其他合成酶抗体。据估计，全球 ASS 发病率为（1～9）/10 万，目前尚无发病率的精确数据。ASS 更常见于女性，平均发病年龄为 40～55 岁。

ASS 确切病因与发病机制尚不清楚。有研究显示，ASS 的发病与环境暴露有关，包括烟草、清洁化学品、鸟粪、霉菌和空气颗粒物等。在环境暴露的情况下，携带有相应遗传易感基因的人群，免疫系统可能会发生异常，最终引起抗合成酶抗体综合征。在欧美患者中，发现 HLA-DRB1*03：01 与 ASS 密切相关。

ASS 的症状和体征主要分为 3 类：肌炎、间质性肺病、皮肤和其他骨骼肌外受累。

（1）ASS 最常见的临床症状是肌炎，具体表现为患者的肌肉受累，可从单独的血清肌酶升高到严重的肌无力和活动障碍不等。大多数 ASS 患者有肌无力表现，部分患者有肌痛。抗 Jo-1 抗体阳性患者肌痛和肌无力的发生率高于抗苏氨酰 tRNA 合成酶抗体（抗 PL-7 抗体）和抗丙氨酰 tRNA 合成酶抗体（抗 PL-12 抗体）阳性患者。与其他 ASS 患者相比，抗异亮氨酰 tRNA 合成酶抗体（抗 OJ 抗体）阳性的患者可能会发生更严重的肌无力和肌萎缩。

通常，ASS 患者上下肢近端肌肉均无力，下肢肌肉受累要多于上肢及颈部肌群受累，有颈部肌无力症状的患者大约占 1/3。临床上亦有少部分患者没有肌肉受累，肌酸激酶正常或肌电图正常，表现为低肌病或无肌病，可见于抗 OJ 抗体阳性患者及部分抗 Jo-1 抗体阳性患者。部分患者还会出现食管肌肉受累并伴吞咽困难、不伴肌无力的肌痛、部分肌肉筋膜炎等症状。65% 的 ASS 患者大腿肌肉 MRI 检查结果异常，肌肉水肿主要发生在前侧肌群，而肌肉萎缩和脂肪替代常发生在后侧肌群，部分 ASS 患者存在肌肉容积缩小的情况。

（2）ASS 还可能引发间质性肺疾病（ILD），但不同队列研究中 ASS 患者的 ILD 发生率不同。不是所有的患者在起病初期就有 ILD，当出现胸闷、气短、咳嗽、咳痰、呼吸困难和发绀等临床表现时，需要怀疑是 ILD。发生 ILD 的患者少数有少量胸腔积液，大量胸腔积液罕见。高分辨率 CT 检查下常见的类型有非特异性间质性肺炎（NSIP）、机化性肺炎（OP）和普通型间质性肺炎（UIP）。

（3）皮肤和其他骨骼肌外受累的表现。①皮肤受累："技工手"是 ASS 患者特征性的皮肤病变。其他常见皮肤病变包括向阳疹、Gottron 疹（征）、披肩征、V 字征、枪套征、甲周病变与雷诺现象等，严重时可出现指端溃疡。②心脏受累：心肌炎在 ASS 中较少见，可在起病时发生，也可在病程中出现，可无明显临床症状，或可出现典型的心力衰竭症状，常与活动性肌炎相关，部分患者还可出现心包积液。③关节炎：ASS 常有关节炎表现，更常见于抗 Jo-1 抗体阳性的患者。值得注意的是，有少部分 ASS 合并关节炎的患者抗 CCP 抗体阳性。

（4）肿瘤：与皮肌炎（DM）相比，ASS 的肿瘤发生率较低，但仍比普通人群肿瘤发生率高。

ASS 患者可有轻度贫血、白细胞增多的表现。大部分患者红细胞沉降率和 C 反应蛋白正常，少部分患者可升高。急性肌炎患者血中肌红蛋白含量增加。当有急性广泛的肌肉损伤时，患者可出现肌红蛋白尿，还可出现血尿、蛋白尿、管型尿，提示有肾脏损害。其他血清学检查有涎液化糖链抗原、血清铁蛋白等，ASS 患者可有涎液化糖链抗原及血清铁蛋白的升高，常常与 ILD 密切相关。

肌酶谱检查中患者可出现血清肌酶明显增高。如肌酸激酶、醛缩酶、天冬氨酸转氨酶、丙氨酸转氨酶及乳酸脱氢酶等，其中临床最常见的是肌酸激酶升高。

在自身抗体检查中，目前发现 8 种抗合成酶抗体，有针对组氨酸、苏氨酸、丙氨酸等的氨酰基合成酶抗体，其中抗 Jo-1 抗体最常见，其次为抗 PL-7 抗体、抗 PL-12 抗体、抗 EJ 抗体、抗 OJ 抗体、抗 KS 抗体等。另外，ASS 患者常常合并有肌炎相关性抗体（抗 Ro-52 抗体）阳性，与间质性肺炎密切相关。

在 ASS 患者的肌肉病理检查中，最具特征性的表现是束周坏死和巨噬细胞增多。巨噬细胞和 CD8$^+$ 淋巴细胞浸润主要分布在血管周围的肌束膜，碱性磷酸酶活性在肌束膜组织中高度表达。与多发性肌炎和包涵体肌炎相反，ASS 患者肌内膜未见炎症细胞浸润。主要组织相容性复合体Ⅰ类和Ⅱ类在肌纤维的细胞质和肌膜上的表达增加，主要分布在肌束周围。在肌内膜纤维肌膜或肌浆内有 C5b-9 复合物沉积。少部分 ASS 患者肌肉可见弥漫性坏死和再生的肌纤维。

确诊 ASS 的其他辅助检查还有肌肉 MRI、肌电图等。

目前临床对 ASS 的诊断有两种分类标准，见表 24-1。

表 24-1 ASS 的诊断标准

分类标准	Solomon's	Connor's
临床标准	抗合成酶抗体（ARS）	ARS
	主要标准：	ILD
	ILD	PM/DM（符合 B/P 标准）
	PM/DM（符合 B/P 标准）*	关节炎
	次要标准：	雷诺现象
	关节炎	技工手
	雷诺现象	持续不明原因发热
	技工手	
辅助检查	无	无
分类诊断标准	ARS+2 条主要标准或 ARS+ 至少 1 条主要标准 +2 条次要标准	ARS+ 至少 1 条临床标准

注：B/P 标准为 Bohan/Peter 多发性肌炎和皮肌炎诊断标准（1975）。

ASS 临床表现多种多样且因人而异，目前治疗方案尚缺乏基于临床随机对照试验依据，但治疗方案应遵循个体化的原则。

（1）糖皮质激素。糖皮质激素的用法目前尚无统一标准，一般开始剂量为泼尼松 0.5～1 mg/（kg·d）或等效剂量的其他糖皮质激素。对于严重或多器官受累的 ASS 患者，可以考虑甲泼尼龙每日 250～1000 mg，连续 3～5 天。症状常在用药 1～2 个月后开始改善，然后开始逐渐减少药量，每月减量 20%～25%，直到维持在每日 5～10 mg。激素的减量应遵循个体化原则，若减药过快出现病情复发，则需重新加大激素剂量来控制病情。

（2）免疫抑制剂。ASS 诱导缓解期的免疫抑制剂可选用硫唑嘌呤、环磷酰胺、吗替麦考酚酯及钙调磷酸酶抑制剂（环孢素 A 或他克莫司）。稳定维持期治疗可选用硫唑嘌呤、吗替麦考酚酯、柳氮磺吡啶或硫酸羟氯喹等。

（3）静脉注射免疫球蛋白。对于复发性和难治性的病例，可考虑加用静脉注射免疫球蛋白（IVIg）。常规治疗剂量是 0.4 g/（kg·d），每月用 5 天，连续用 3～6 个月以维持疗效。IVIg 不良反应较少，但可有头痛、寒战、胸部不适等表现，对于有免疫球蛋白缺陷的患者应禁用 IVIg。

（4）生物制剂。近年来小样本量病例报道显示，抗 CD20 单抗、白介素 1 受体拮抗剂、白介素 6 受体拮抗剂、JAK 抑制剂等生物制剂也可用于抗合成酶抗体综合征的治疗，但需要多中心大样本量随机对照研究进一步确定其临床疗效。

对于不明原因出现肺间质纤维化或多关节炎的患者，应及时完善免疫学检测，避免误诊和漏诊。抗合成酶抗体综合征可伴有严重的肺间质病变，早期治疗有效，晚期治疗效果差，死亡率高。

（宋定云）

参考文献

[1] CONTICINI E, CAMELI P, GRAZZINI S, et al. Efficacy and safety of a step-down regimen of low dosage of glucocorticoids combined with early administration

of synthetic or biologic immunosuppressants in anti-synthetase syndrome: a pilot study[J]. Semin Arthritis Rheum, 2024, 69: 152560.

[2] FAGHIHI-KASHANI S, YOSHIDA A, BOZAN F, et al. Clinical characteristics of anti-synthetase syndrome: analysis from the classification criteria for anti-synthetase syndrome project[J]. Arthritis Rheumatol, 2024.

[3] STONE C J, FADEN D F, XIE L, et al. Overlapping clinical features in anti-synthetase syndrome and dermatomyositis: a case series[J]. J Am Acad Dermatol, 2025, 92 (2): 313-315.

[4] KOURANLOO K, DEY M, ELWELL H, et al. Management and outcomes of interstitial lung disease associated with anti-synthetase syndrome: a systematic literature review[J]. Rheumatology (Oxford), 2025, 64 (1): 45-55.

[5] TAKESHITA M, SUZUKI K, NAKAZAWA M, et al. Disease-specific autoantibody production in the lungs and salivary glands of anti-synthetase syndrome[J]. Front Immunol, 2024, 15: 1265792.

[6] YAMAGUCHI K, TANG Q, POLAND P, et al. Clinical features associated with the presence of anti-Ro52 and anti-Ro60 antibodies in Jo-1 antibody-positive anti-synthetase syndrome[J]. Front Immunol, 2024, 15: 1399451.

[7] TANG H S, TANG I Y K, HO R T C, et al. Clinical heterogeneity and prognostic factors of anti-synthetase syndrome: a multi-centred retrospective cohort study[J]. Rheumatology (Oxford), 2025, 64 (1): 212-220.

病例 25
肺泡蛋白沉积症

病历摘要

【基本信息】

患者男性，54岁。2021年6月4日受凉感冒后出现咳嗽、咳黄白痰，质黏、量少，伴有阵发气短，于我院就诊查胸部CT提示双肺多发斑片样密度增高影，给予静脉滴注左氧氟沙星12天后患者气短好转，偶有咳嗽，无痰，继续口服左氧氟沙星，6月28日复查胸部CT提示较前变化不大。2021年7月13日完善电子支气管镜检查+肺泡灌洗，灌洗液涂片未见肿瘤细胞，送检NGS未见致病原，继续抗感染治疗。2021年7月16日查胸部CT（图25-1）：双肺多发细网格影、多发斑片影及磨玻璃影部分伴实变，边界尚清，以胸膜下、支气管血管束分布为著，纵隔无明显肿大淋巴结。2021年7月17日给予甲泼尼龙治疗（每日40 mg，共5天），出院后口服醋酸泼尼松片（第1周每日口服40 mg，第2周每日口服30 mg，此后每日20 mg，2021年8月25日自行停药）。2021年9月14日复查胸部CT（图25-2）：病灶较2021年7月16日略有好转。2021年9月28日患者咳嗽、咳痰略有加重，痰黄质黏，伴活动后气短。2021年12月31日就诊于当地医院，复查胸部CT（图25-3）：病灶略有好转。医生建议继续口服激素治疗，患者于2022年1月1日开始服用醋酸泼尼松片（第1周每日口服40 mg，第2周每日口服30 mg，此后每日20 mg，2022年2月5日自行停药）。2022年2月15日主因"气短8月余"入我院。

既往史：无高血压等慢性病史；无药物、食物过敏史。

个人史：间断于工地做石料工，接触粉尘25年，发病后已半年未再接触；吸烟20余年，平均每日吸烟1包，戒烟8个月；饮酒20余年，间断饮酒，戒酒8个月。

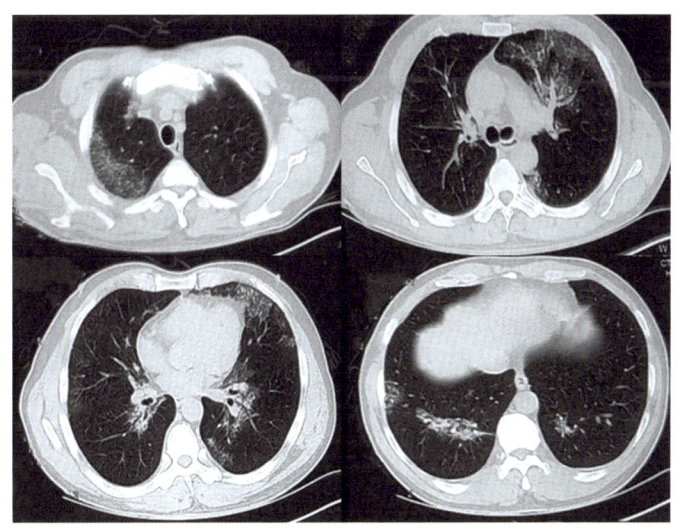

图25-1　胸部CT（2021-07-16）

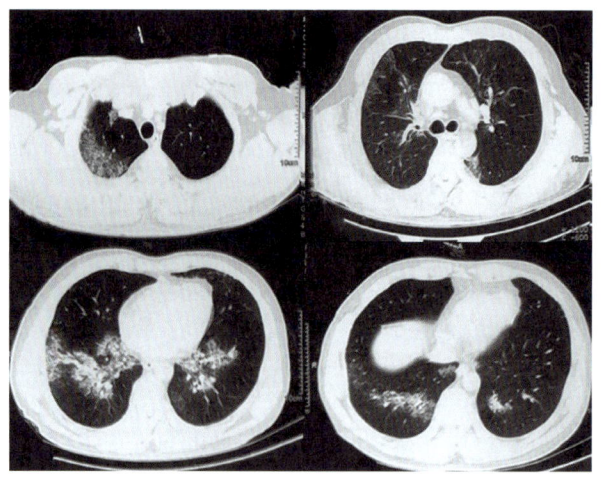

图 25-2 胸部 CT（2021-09-14）

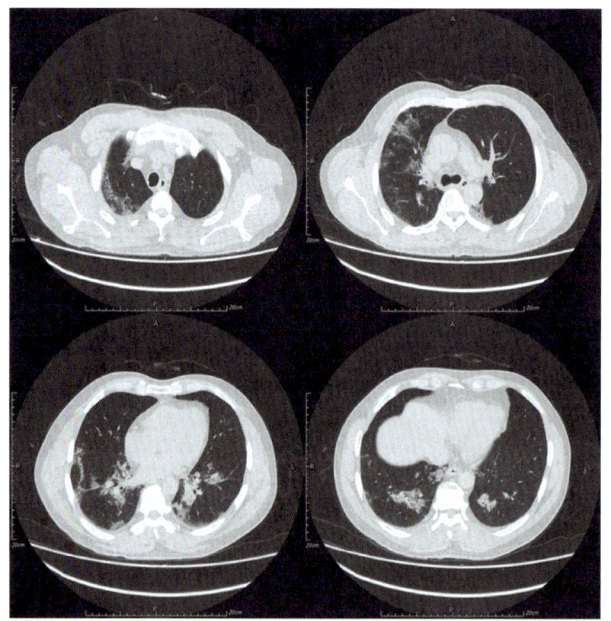

图 25-3 胸部 CT（2021-12-31）

【入院查体】

体温 36 ℃，脉搏 76 次 / 分，呼吸 17 次 / 分，血压 132/79 mmHg。全身皮肤黏膜未见黄染及皮疹，全身浅表淋巴结未触及肿大。胸廓正常无畸形，呼吸运动正常，肋间隙正常，触觉语颤正常。叩诊清音，呼吸规整，胸骨无叩痛。双肺呼吸音略粗，未闻及干湿性啰音及胸膜摩擦音。

【辅助检查】

肺功能：FVC 3.79 L（占预计值的91%），FEV_1 2.94 L（占预计值的88%），FEV_1/FVC 77.78%，DL_{CO} SB 8.64 mmol/（min·kPa）（占预计值的91%），DL_{CO}/VA 1.53 mmol/（min·kPa）（占预计值的107%），通气功能正常，MEF 50%，MEF 25%降低，小气道阻塞，支气管舒张试验阴性。支气管灌洗液涂片未见瘤细胞。支气管刷片见柱状上皮细胞，未见瘤细胞。各抗体检查结果均为阴性。

肿瘤标志物：非小细胞肺癌抗原 5.19 ng/mL。尿常规：隐血（±），葡萄糖（2+）。血生化：TBIL 22.2 μmol/L。

免疫球蛋白定量、淋巴细胞亚群绝对值、PCT、G试验、GM试验、分枝杆菌菌种鉴定、结核分枝杆菌核酸检测均未见异常。

心脏超声：主动脉瓣钙化；三尖瓣反流（少量）。肝、胆、胰、脾超声未见异常。肾、膀胱、前列腺超声：双肾形态结构异常（考虑马蹄肾）；左肾囊肿；前列腺增生。

完善肺穿刺活检，病理结果（图25-4）：穿刺肺组织（右肺上叶），肺泡腔内见多量粉染无结构物质，内见胆固醇结晶形成。特殊染色：PAS（+），AB-PAS（+）。

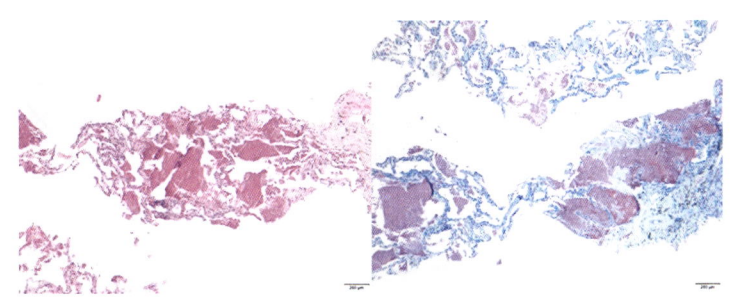

图25-4　肺穿刺活检病理结果

诊疗经过

本例患者为石料工,有工作期间吸入二氧化硅粉尘史,考虑继发性肺泡蛋白沉积症可能性大。因患者2021年12月胸部CT病变较前有好转,入院后气短症状好转,动脉血气分析显示氧分压75 mmHg,肺弥散功能正常,建议短暂观察3个月后再确定下一步治疗方案。

最终诊断

肺泡蛋白沉积症。

述评

肺泡蛋白沉积症(PAP)是一种罕见的肺部弥漫性疾病,主要以肺泡腔及细支气管内沉积大量过碘酸希夫反应(PAS)阳性的非脂溶性磷脂蛋白样物质为特征。其原因是肺泡巨噬细胞清除表面活性物质障碍或产生异常的表面活性物质所致。该病由Rosen在1958年首次报道,美国和日本近年的大规模人口研究显示,PAP的人群发病率约为7/100万,其人种及地域差异尚不明确。

PAP的病因主要为肺表面活性物质平衡与肺的免疫功能受损。目前,PAP主要分为以下3类:①调控肺泡巨噬细胞清除表面活性物质的粒–巨噬细胞集落刺激因子(GM-CSF)信号传导紊乱所致的PAP,包括自身免疫性PAP(成人中最常见的PAP类型)

和遗传性PAP（由GM-CSF受体α和β基因隐性变异引起）；②表面活性物质生成障碍所致的先天性PAP；③多见于成年人，与大量粉尘暴露（如二氧化硅、铝、钛及铟锡氧化物）、恶病质（如骨髓增生异常综合征、GATA2缺陷、血液系统恶性肿瘤）有关，或发生于异基因造血干细胞移植术后的继发性PAP。大多数情况下，继发性PAP似乎与GM-CSF相对缺乏和相关巨噬细胞功能障碍有关。少数存在PAP细胞学或组织病理学证据的患者有GM-CSF信号传导降低的表现，但并没有证据提示存在抗GM-CSF抗体或者GM-CSF受体α或β链的基因突变，这类PAP被视为未归类的PAP。

因PAP就诊的患者年龄集中在40～50岁，男女患病比例为2：1。50%～80%的自身免疫性PAP患者是当前或既往吸烟者。小部分患者还有其他风湿性疾病，包括风湿性多肌痛、肉芽肿性血管炎等。PAP在成人中通常呈隐匿性发病，大约1/3的患者无症状。主要症状包括进行性劳力性呼吸困难（52%～94%）、咳嗽（23%～66%）、咳痰（1%～4%）、乏力（0～50%）、体重减轻（0～43%）和低热（1%～15%），在数周至数月中发生。干咳较常见，偶有稠厚的胶冻样痰。少数患者可无症状，可以没有阳性体征。部分患者可以出现肺部爆裂音，重症患者可有发绀，少数患者可见杵状指。PAP的临床表现常比胸部影像受累的程度轻，这种症状和影像不一致的表现也是PAP的一个特征。

实验室检查可出现红细胞增多症、高丙种球蛋白血症和乳酸脱氢酶水平升高，不过这些无特异性，部分患者还可出现血脂代谢异常。PAP患者血清和肺泡灌洗液中抗GM-CSF抗体浓度增高，是自身免疫性PAP的诊断标准之一。PAP患者发病早期肺功能可能并无明显受损，弥散功能下降常先于通气功能和肺容量出现异常。随着病情进展，可以出现限制性通气功能障碍伴有弥散功能下降。动脉血气分析可显示低氧和肺泡动脉氧分压差增加。影像学检查方面，胸部 X 线表现为双肺弥漫磨玻璃样高密度影，常融合成片状；胸部高分辨率 CT 可表现为小叶间隔增厚伴有弥漫磨玻璃影，病变与正常肺组织分界清楚，表现为"铺路石征"和"地图征"。肺泡灌洗液由于存在大量脂蛋白样物质而呈不透明或乳状，静置后可沉淀，确诊 PAP 要求肺泡灌洗液细胞病理学检查显示肺泡巨噬细胞充满 PAS 染色阳性物质，或肺组织活检显示 PAP 的典型组织病理学特征——终末细支气管和肺泡中充满 PAS 染色阳性的絮状和颗粒状脂蛋白样物质。PAP 的鉴别诊断包括有类似影像学表现的疾病，如感染（肺孢子菌肺炎或支原体肺炎）、心源性和非心源性肺水肿、药物引起的肺损伤、其他间质性肺疾病（急性间质性肺炎、脂质性肺炎、过敏性肺炎）、肿瘤（肺癌）等。

PAP 的治疗目标是清除沉积在肺泡腔内的脂蛋白样物质，治疗方案取决于 PAP 的类型及病情严重程度。不同类型 PAP 的治疗侧重点不同：①自身免疫性 PAP 首选全肺灌洗（WLL）、GM-CSF 替代疗法，或两者联合治疗；②继发性 PAP 治疗以消除致病因素、治疗原发疾病为重点；③先天性 PAP 和遗传性 PAP 可移植人诱导多能干细胞来源巨噬细胞、基因疗法等。轻度疾病患者自发缓解率较高，对于症状评估和生理检查结果提示存在中至重度疾病的患者，可选择进行 WLL 治疗。WLL 以病理学确诊联合下列发现中的 1 项作为指征：①动脉血氧分压小于 65 mmHg；②肺泡动脉氧分压差大于 40 mmHg；③静息时或活动时有重度呼吸困难和低氧血症。对于病情进展或无法耐受 WLL 的患者，给予吸入 GM-CSF。WLL 和 GM-CSF 的效果不佳或发生不可接受的副作用时，则可尝试利妥昔单抗。对于反复 WLL、效果不理想的终末期 PAP 患者，可以酌情推荐肺移植。

（刘凯迪　赵铁梅）

参考文献

[1] ROSEN S H, CASTLEMAN B, LIEBOW A A. Pulmonary alveolar proteinosis[J]. N Engl J Med, 1958, 258（23）: 1123-1142.

[2] CORMAC M C, RUZAN A, CAREY B C, et al. Prevalence and healthcare burden of pulmonary alveolar proteinosis[J]. Orphanet J Rare Dis, 2018, 13（1）: 129.

[3] SUZUKI T, TRAPNELL B C. Pulmonary alveolar proteinosis syndrome[J]. Clin Chest Med, 2016, 37（3）: 431.

[4] CAREY B, TRAPNELL B C. The molecular basis of pulmonary alveolar proteinosis[J]. Clin Immunol, 2010, 135（2）: 223-225.

[5] BUECHNER H A, ANSARI A. Acute silico-proteinosis. A new pathologic variant of acute silicosis in sandblasters, characterized by histologic features resembling alveolar proteinosis[J]. Dis Chest, 1969, 55（4）: 274-284.

[6] CORDONNIER C, FLEURY-FEITH J, ESCUDIER E, et al. Secondary alveolar proteinosis is a reversible cause of respiratory failure in leukemic patients[J]. Am J Respir Crit Care Med, 1994, 149（3 Pt 1）: 788-794.

[7] SHARMA S, NADROUS H F, PETERS S G, et al. Pulmonary complications in adult blood and marrow transplant recipients: autopsy findings[J]. Chest, 2005, 128（3）: 1385-1392.

[8] INOUE Y, TRAPNELL B C, TAZAWA R, et al. Characteristics of a large cohort of patients with autoimmune pulmonary alveolar proteinosis in Japan[J]. Am J Respir Crit Care Med, 2008, 177（7）: 752-762.

[9] GOLDSTEIN L S, KAVURU M S, CURTIS-MCCARTHY P, et al. Pulmonary alveolar proteinosis: clinical features and outcomes[J]. Chest, 1998, 114(5): 1357-1362.

[10] MARTIN R J, ROGERS R M, MYERS N M. Pulmonary alveolar proteinosis: shunt fraction and lactic acid dehydrogenase concentration as aids to diagnosis[J]. Am Rev Respir Dis, 1978, 117(6): 1059-1062.

[11] HOLBERT J M, COSTELLO P, LI W, et al. CT features of pulmonary alveolar proteinosis[J]. AJR Am J Roentgenol, 2001, 176(5): 1287-1294.

病例 26
肺轻链沉积病

病历摘要

【基本信息】

患者女性，42岁。于2018年11月感冒后出现咳嗽、咳血性痰液，胸部CT提示右肺中叶阴影，肺多发囊性变，行右肺中叶切除术，术后病理提示慢性炎性肉芽肿，症状短暂好转后再次发作。2019年6月查抗SSA抗体（3+）、抗Ro-52抗体（3+），考虑干燥综合征合并肺间质改变，加用硫酸羟氯喹片。2020年4月开始口服醋酸泼尼松片30 mg，吗替麦考酚酯0.5 g、硫酸羟氯喹片0.2 g，均为每日1次，此后醋酸泼尼松片规律减量。2020年7月于外院会诊病理切片，考虑为肉芽肿性血管炎，停用吗替麦考酚酯，予以静脉滴注环磷酰胺0.6 g，每3周1次，累计2.4 g。

2020年10月于外院复查胸部CT提示病变较前无明显改善，调整醋酸泼尼松片5 mg，每日1次，停用环磷酰胺，怀疑可能为肺曲霉菌病，同时加用伏立康唑200 mg，每日2次进行治疗。2021年2月无明显诱因大咯血，伴有胸部撕裂样疼痛，予以支气管动脉栓塞术。2021年3月12日患者因"间断咳嗽、咯血28个月，再发3天"入我院治疗。

既往史：无特殊。

【入院查体】

体温36 ℃，脉搏80次/分，呼吸21次/分，血压132/91 mmHg，全身皮肤黏膜未见黄染及皮疹，全身浅表淋巴结未触及肿大。胸廓正常无畸形，呼吸运动正常，肋间隙正常，呼吸规整，胸骨无叩痛。右上肺叩诊呈浊音，双肺呼吸音清，未闻及干湿性啰音。

【辅助检查】

2018年11月19日胸部CT提示双肺多发囊性病变，右肺中叶囊性病变内可见结节状实变影（图26-1）。

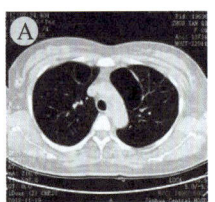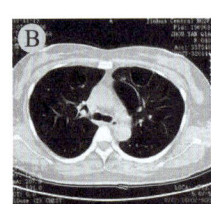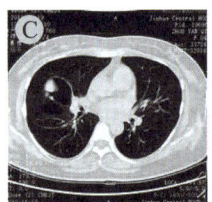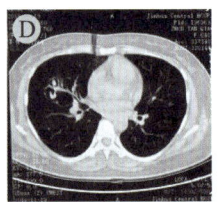

图26-1　胸部CT（2018-11-19）

病程中间断复查胸部CT提示右肺中叶切除术后，双肺多发囊性病变，右肺上叶可见一不规则结节状高密度影，并呈增大趋势，后于左肺上叶囊腔内出现新发结节状高密度影，病程中曾出现一过性右侧胸腔积液（图26-2）。

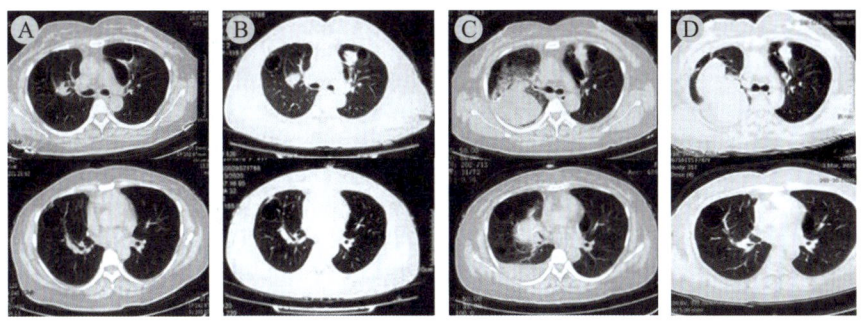

A. 2019-10-14；B. 2020-10-13；C. 2021-02-03；D. 2021-03-03。

图 26-2　胸部 CT

血常规：HGB 111 g/L，WBC 2.76×10^9/L，NE 1.48×10^9/L。免疫球蛋白＋补体、肿瘤标志物、尿便常规、凝血功能、G 试验、GM 试验、结核相关检验均未见明显异常。

胸部平扫＋增强 CT（2021-03-16）：右肺上叶有一巨大包块，病灶内可见分隔影，病灶周围可见钙化，增强后周围环形强化。右肺上叶及左肺上叶囊性病变内见不规则结节状实性密度影，呈"新月征"（图 26-3）。

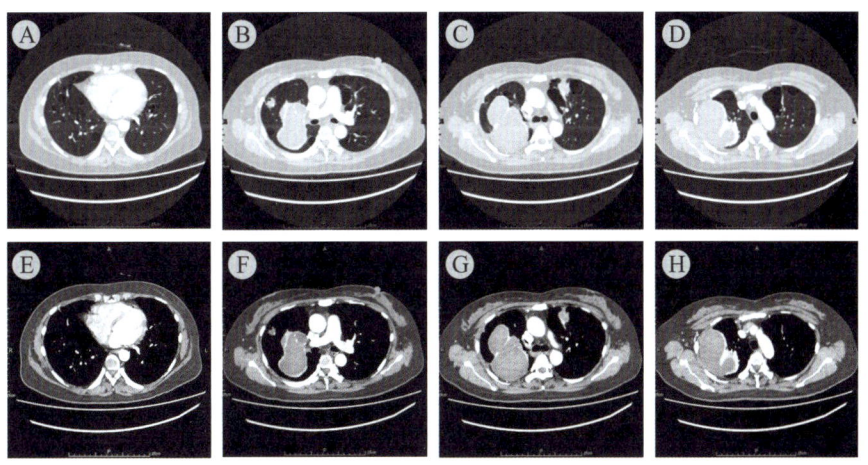

图 26-3　胸部 CT（2021-03-16）

于 2021 年 3 月 25 日行 CT 引导下经皮肺穿刺活检，镜下肺组织内见大片红染无结构物，伴空洞形成，部分血管壁见红染无结构物沉积（图 26-4 箭头所示），伴多核巨细胞反应，周边肺组织见较多浆细胞浸润，刚果红染色偏光镜下未见双折光性，倾向于肺轻链沉积病后完善 24 小时尿蛋白定量 0.071 g/d，血清免疫固定电泳、尿液游离轻链测定未见明显异常，尿本周蛋白定性阴性。PET/CT 提示右肺中叶切除术后，右肺上叶尖段、后段囊实密度影，双肺多发薄壁囊肿，双肺多发结节影伴 FDG 摄取增高，符合轻链沉积病（图 26-5）。

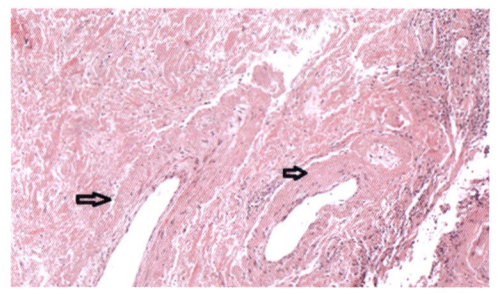

图 26-4　右肺中叶切除标本病理（HE 染色：低倍放大）

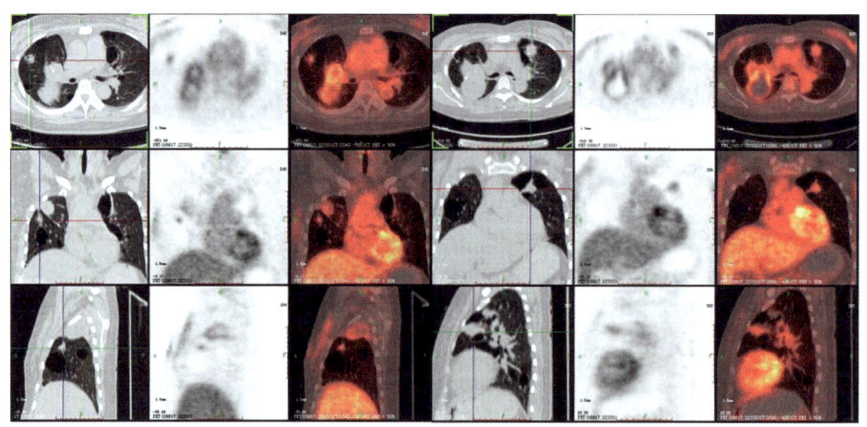

图 26-5　PET/CT

诊疗经过

治疗上建议患者口服甲泼尼龙 40 mg、每日 1 次，联合环磷酰胺 100 mg，隔日 1 次，嘱患者 3 个月后来院复查，综合评估病情后再决定后续治疗方案。但患者后续因个人原因未应用上述治疗方案，随访患者仍有咳嗽及间断痰中带血症状，复查胸部 CT 较前无明显变化，嘱密切随诊。

最终诊断

肺轻链沉积病；干燥综合征。

述评

轻链沉积病（LCDD）是一种单克隆免疫球蛋白沉积性疾病，常继发于淋巴组织增生性疾病如多发性骨髓瘤、B 细胞淋巴瘤等，部分可继发于自身免疫性疾病如干燥综合征，另有少数病例是特发。多数患者因肾脏受累出现血尿、蛋白尿或肾功能不全前来就诊，其他的受累脏器可包括肝脏、心脏、皮肤等，肺受累者罕见。1988 年，Kijner 等首次报道了肺轻链沉积病（PLCDD）病例，截至目前累计报道近 70 余例。

该疾病男女均可发病，既往有文献报道男性发病率高于女性，但缺乏相关的临床资料，根据最近的一些文献报道，女性发病率似乎更高。

PLCDD 呼吸系统临床症状无特异性，目前国内外文献报道的常见临床表现为干咳、呼吸困难、胸痛等，部分患者可表现为间断咯血，另有部分患者病程中无呼吸系统症状，未见以大咯血为主要表现的病例报道。本例患者主要表现为反复咳嗽及咯血，病程中曾出现一次大咯血，目前咯血原因不完全明确，考虑可能与嗜酸性物质沉积在肺泡和血管壁的基底膜致血管破裂有关。

国外有学者总结了9例PLCDD的影像表现，全部患者的胸部CT均可见多发囊性病变，并且囊壁与血管关系密切，其中有7例患者囊壁上可见血管，同时囊壁内可见血管穿行，9例患者中有8例患者胸部CT可见肺结节，其中大部分为2个及以上的结节，所以肺多发囊性病变和多发结节是PLCDD的常见CT表现，当影像同时表现出上述两种特征时，更应考虑此疾病的可能。值得注意的是，上述影像特征并不唯一，需鉴别能导致上述影像表现的其他疾病，如肺朗格汉斯细胞组织细胞增生症、肺淋巴管平滑肌瘤病和淋巴细胞性间质性肺炎、肺淀粉样变等。本例患者胸部CT可见双肺多发囊性病变伴结节形成，且囊壁与血管关系密切，囊壁上及囊壁内均可见血管伴行，与国外文献报道一致。

组织学上，LCDD的2种主要类型分别为结节型和弥漫型。结节型LCDD的特征为大量嗜酸性物质在细胞外的结节状沉积，并伴有大量多核巨细胞和浆细胞浸润，病变更多是局限于肺部，且多与自身免疫性疾病相关。而弥漫型LCDD的特征是在肺泡、细支气管和血管壁的基底膜内有明显的嗜酸性物质沉积，并可出现不同程度的纤维化，更常见于多系统受累的LCDD。肺囊性病变在两种组织类型中均可出现。值得一提的是，在组织病理中需注意区分PLCDD和肺淀粉样变性，两者肺组织病理中均可见苏木精-伊红染色无结构物质沉积，不同的是，LCDD沉积的轻链无法形成β折叠结构，刚果红染色为阴性，而淀粉样变性中沉积的淀粉样物质可形成反向平行的β折叠，刚果红染色为阳性。本例患者穿刺的肺组织及部分血管壁可见红染无结构物沉积，伴多核巨细胞反应，且刚果红染色偏光镜下未见双折光性，与结节型

LCDD的病理特征基本符合。

PLCDD是由单克隆轻链蛋白在肺部沉积所致，当病灶局限于肺部，尚未累及其他脏器时，患者的血液或尿液中可能无法检出M蛋白。Arrossi等报告并回顾了39例累及肺部的LCDD，其中21例患者完善了血液或尿液M蛋白检测，当中只有9例患者阳性，5例患者确诊为多发性骨髓瘤。北京协和医院于2018年发表的一篇文献同样得出相似结论。这提示我们，血液或尿液中检测到M蛋白的患者，更容易并发肺外脏器受累或其他血液系统疾病。我们对本例患者进行了血液及尿液的M蛋白检测，同时完善了全身PET/CT检查，结果回报未见明显异常，综合目前检查结果，诊断为肺轻链沉积病，暂无肺外脏器受累，不过尚需动态随访观察。

目前，对于PLCDD的治疗尚无统一的方法，现有的治疗方案主要基于患者是否并发肺外脏器受累或其他血液系统疾病。本例患者为并发干燥综合征的女性，但无肺外脏器受累，且未合并其他血液系统疾病，建议患者口服甲泼尼龙联合环磷酰胺治疗。当合并淋巴瘤、浆细胞病时，则倾向采用化疗方案。对于终末期PLCDD患者可考虑行肺移植手术，目前也有通过造血干细胞移植治疗肺轻链沉积病合并巨球蛋白血症的个案报道，但这些治疗手段的长期获益情况未来还需要更多大样本报道来证实。

（张侃　赵铁梅）

参考文献

[1] BUXBAUM J N, CHUBA J V, HELLMAN G C, et al. Monoclonal immunoglobulin deposition disease: light chain and light and heavy chain deposition diseases and their relation to light chain amyloidosis: clinical features, immunopathology, and molecular

analysis[J]. Ann Intern Med, 1990, 112 (6): 455-464.

[2] BHARGAVA P, RUSHIN J M, RUSNOCK E J, et al. Pulmonary light chain deposition disease: report of five cases and review of the literature[J]. Am J Surg Pathol, 2007, 31 (2): 267-276.

[3] KIJNER C H, YOUSEM S A. Systemic light chain deposition disease presenting as multiple pulmonary nodules: a case report and review of the literature[J]. Am J Surg Pathol, 1988, 12 (5): 405-413.

[4] SAYED R H, WECHALEKAR A D, GILBERTSON J A, et al. Natural history and outcome of light chain deposition disease[J]. Blood, 2015, 126 (26): 2805-2810.

[5] SHEARD S, NICHOLSON A G, EDMUNDS L, et al. Pulmonary light-chain deposition disease: CT and pathology findings in nine patients[J]. Clin Radiol, 2015, 70 (5): 515-222.

[6] 施潇潇, 孙思进, 焦洋, 等. 原发性干燥综合征并发肺轻链沉积病4例及文献复习[J]. 中华临床免疫和变态反应杂志, 2018, 12 (4): 403-408.

[7] BAQIR M, MOUA T, WHITE D, et al. Pulmonary nodular and cystic light chain deposition disease: a retrospective review of 10 cases[J]. Respir Med, 2020, 164: 105896.

[8] YEE M, DELAHUNT B, RUSSELL P A. Nodular pulmonary light chain deposition disease[J]. Pathology, 2016, 48 (5): 515-518.

[9] ARROSSI A V, MERZIANU M, FARVER C, et al. Nodular pulmonary light chain deposition disease: an entity associated with Sjogren syndrome or marginal zone lymphoma[J]. J Clin Pathol, 2016, 69 (6): 490-496.

[10] COLOMBAT M, STERN M, GROUSSARD O, et al. Pulmonary cystic disorder related to light chain deposition disease[J]. Am J Respir Crit Care Med, 2006, 173 (7): 777-780.

[11] HIRSCHI S, COLOMBAT M, KESSLER R, et al. Lung transplantation for advanced cystic lung disease due to nonamyloid kappa light chain deposits[J]. Ann Am Thorac Soc, 2014, 11 (7): 1025-1031.

[12] BORGNE A L, PRÉVOT G, ROUQUETTE I, et al. Blood stem cell transplantation to treat cystic lung light chain deposition disease[J]. Eur Respir J, 2015, 46 (4): 1199-1202.

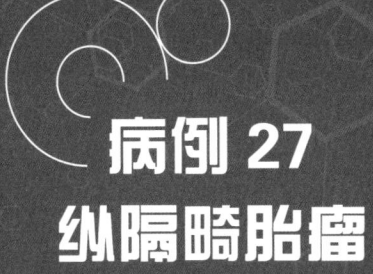

病例 27
纵隔畸胎瘤

病历摘要

【基本信息】

患者女性，17岁，学生。2020年起出现左侧胸痛，疼痛区域主要集中于腋下侧胸壁及肩背部，呈间断性钝痛，1～2个月发作1次，近1年来疼痛较前频发，曾于当地医院按胸部肌肉损伤治疗。10天前在学校宿舍突然剧烈咳嗽，咳出少量血丝痰。之后3天出现发热症状，体温最高38 ℃，自行服用布洛芬胶囊进行退热治疗。2023年8月11日到当地医院行胸部CT检查发现：①纵隔内占位性病变，考虑畸胎瘤可能；②左上肺感染性病变；③左侧胸腔少量积液。于2023年8月14日主因"左侧胸痛3年，咳嗽发热近10天"入我院治疗。

既往史：否认手术史、外伤史、输血史；否认药物、食物过敏史。

个人史：未婚、未育，无吸烟、饮酒等嗜好；无动物密切接触史。

【入院查体】

体温36.5 ℃，脉搏86次/分，呼吸19次/分，血压100/65 mmHg。全身皮肤黏膜未见黄染及皮疹，全身浅表淋巴结未触及肿大。胸廓正常无畸形，呼吸运动正常，肋间隙正常，右侧触觉语颤正常，左侧触觉语颤增强。肺部右侧叩诊呈清音，左侧叩诊呈实音，呼吸规整，胸骨无叩痛。右肺呼吸音清晰，左上肺呼吸音减低，左下肺呼吸音清晰，未闻及干湿性啰音及胸膜摩擦音。

【辅助检查】

血常规：WBC 14.51×10^9/L，NE% 63.4%。肝肾功能、血糖、血生化正常。尿、便常规正常。ESR 80 mm/h（正常范围0～20 mm/h）。CRP 82.9 mg/L。结核分枝杆菌抗体测定阴性。

肿瘤标志物：CA12-5 80.0 U/mL，CA19-9 133.3 U/mL。

动脉血气分析：pH 7.44，PO_2 74 mmol/L，PCO_2 44 mmol/L，SO_2 95%。肝、胆、胰、脾、肾及子宫附件等超声检查未见异常。

电子支气管镜：左上叶支气管开口略狭窄，黏膜充血水肿，管壁附着白黏痰。

2023年8月15日胸部CT（图27-1）：左侧纵隔占位，混合密度灶，大小约7.1 cm×6.4 cm，以脂肪密度为主伴少量钙化或骨化，病灶边缘清晰，壁较薄而光整，考虑畸胎瘤；左上支气管闭塞，左肺上叶空洞灶伴气液平，左肺多发病变、膨胀不全；左侧少量胸腔积液。

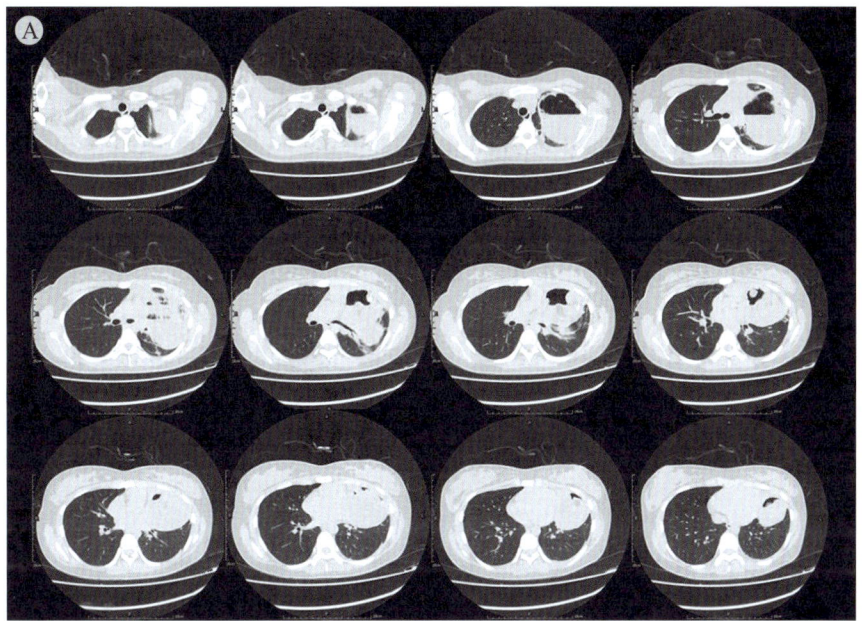

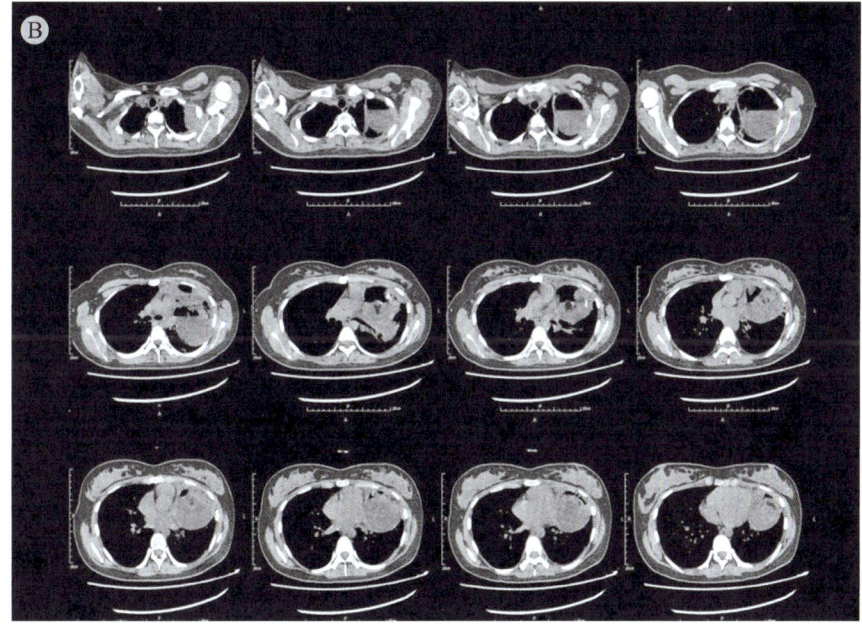

A. 肺窗；B. 纵隔窗。

图 27-1　胸部 CT（2023-08-15）

诊疗经过

经科室讨论后，诊断左胸腔占位，畸胎瘤可能性较大，不能除外肺脓肿可能，有手术指征，于 2023 年 8 月 18 日在全身麻醉下行左侧开胸探查术，术中见 CT 所示肿物位于左肺门前方靠近心缘，与左肺形成粘连，肿物部分位于肺外，大小约 8 cm×6 cm，偏实性，部分位于上叶内，大小约 6 cm×4 cm，偏囊性。将肺外部分完整切除，肺内部分行肺上叶前段和舌段大部分切除，手术标本见图 27-2，取部分组织送术中快速冰冻病理检查后提示支气管源性囊肿。2023 年 8 月 28 日术后石蜡病理结果提示肿物为成熟型畸胎瘤，病灶分为两部分，肺外部分呈多房囊实性，大小约 9.5 cm×8 cm×5.5 cm，囊内含实性结节，查见牙齿 1 枚；肺内部分大小约 5.5 cm×3 cm×2.5 cm，切面灰黄色，囊性为主，部分实性。

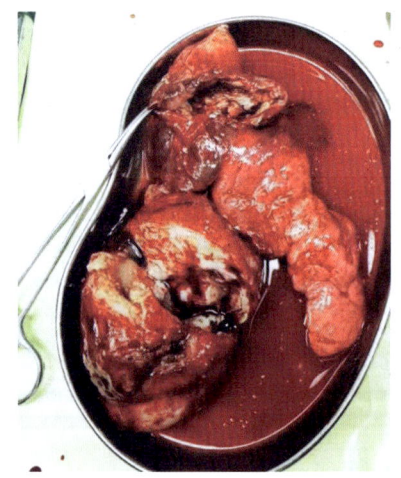

图 27-2　手术标本

最终诊断

纵隔畸胎瘤。

述评

纵隔畸胎瘤（MT）是常见的纵隔肿瘤之一，好发于20～40岁的青壮年，约占纵隔肿瘤的10%，是生殖细胞瘤中最常见的纵隔肿瘤。其大多位于前中纵隔，心脏与主动脉弓交界处，少数肿瘤上缘越过主动脉弓顶部，亦可位置较低位于前纵隔下部，突向单侧者多见。MT的发病机制尚未完全阐明，多数专家认为与胚胎发育异常、纵隔内组织细胞突变及纵隔外组织异位等有关。临床常将畸胎瘤分为成熟畸胎瘤、中间型畸胎瘤和未成熟畸胎瘤。根据病灶性质可分为囊性、实性及囊实性。其中，囊性生殖细胞瘤又分为皮样囊肿和精原细胞瘤，表现为单房或多房囊性病变，实性则多数表现为多房性病变。成熟畸胎瘤的囊液内含有皮脂、明胶样物质及毛发等，囊壁或软组织中含有多种成分，如骨骼、软骨脂样物质、神经组织浆液分泌腺等。良性畸胎瘤在纵隔生殖细胞瘤中约占75%，肿瘤的良恶性与年龄及肿瘤的大小无关。

良性MT患者常常无任何症状，但当肿瘤生长过大时可出现对周围组织的压迫症状，如肿瘤压迫肺组织时，会导致肺不张、肺炎，患者出现胸痛、咳嗽和呼吸困难等症状；压迫喉返神经时会导致声音嘶哑；压迫上腔静脉时会出现上腔静脉综合征。除此之外，当肿瘤外穿其他组织时也会出现相应的症状，如当穿入气管支气管，其囊内容物（如豆渣样皮脂甚至毛发、牙齿等）可经咳嗽排出体外；破入心包时可造成急性心包填塞；破入胸膜腔时可造成胸腔积液、肺部感染、肺脓肿等。胆纵隔畸胎瘤破入邻近器官的情况较少见，影像学表现较复杂，常致误诊。山东省立医院崔允峰等经过多个病例的临床观察分析认为，绝大多数肺内畸胎瘤可能原发于纵隔内，在肿瘤早期尚无症状时穿破纵隔胸膜入肺内，并在肺内发育而成。崔允峰等回顾了1975年以来经手术病理证实的184例资料完整的纵隔畸胎瘤病例，发现破入邻近器官者16例，占8.7%。而恶性肿瘤会出现不同的症状，多以胸痛、咳嗽、咳痰及呼吸困难为主，同时伴有体重下降及发热。若肿瘤生长过快并向周围器官侵犯则会出现相应的症状和体征。对于畸胎瘤在胸部CT方面的表现，囊性畸胎瘤多为边缘光滑的厚壁囊性肿块，囊壁可成蛋壳样钙化，囊内出现脂-液平面，做增强CT可见后囊壁明显强化，而囊内容物不强化；肿瘤出血或合并感染时，囊内容物CT值会明显增高，出现液平面；实性良性畸胎瘤在CT影像中则呈类圆形或不规则的混杂密度肿块，密度呈多样化，有脂肪、软组织、水样密度及钙化区及壁结节，当出现骨骼和牙齿样密度影时，即可做出畸胎瘤类肿瘤的诊断；恶性畸胎瘤在CT中表现为肿瘤边界不清，形态不规则，或呈分叶状。

纵隔肿瘤千变万化，纵隔内各种组织类型丰富，难以鉴别，纵隔畸胎瘤需要与以下疾病进行鉴别：①胸腺来源的良恶性胸腺瘤、胸腺癌；②神经鞘源性的神经纤维瘤、神经鞘瘤、恶性神经鞘瘤；③自主神经源性的神经节细胞瘤、神经节母细胞瘤、神经母细胞瘤、副神经节瘤；④其他生殖细胞源性的肿瘤，如精原细胞瘤、非精原细胞瘤；⑤淋巴瘤，如霍奇金淋巴瘤、非霍奇金淋巴瘤；⑥间叶组织源性的肿瘤，如脂肪肉瘤、恶性纤维肉瘤；

⑦各类囊肿，如心包囊肿、支气管囊肿等；⑧巨大淋巴结增生、纵隔原发性癌等。对于 MT 的治疗，多数药物都无法有效消除肿瘤，目前最有效的治疗方法依然是外科手术治疗。

支气管源性囊肿（BC）是一种少见的先天性疾病，是人在胚胎发育时期气管支气管树异常萌芽所致，按发病部位不同可分为纵隔型、肺内型和异位型，发生于纵隔及肺部以外的称为异位支气管源性囊肿。胚胎学上，支气管源性囊肿（包括支气管型、食管型、胃肠型和心包型）起源于原始前肠，如果异常萌芽出现较早，囊肿则位于纵隔内；如果异常萌芽出现较晚，囊肿则远离支气管树而位于肺实质内，偶尔也可出现在皮下组织、心包、腹腔和膈肌处。大多数支气管源性囊肿位于纵隔，靠近气管隆嵴。

1984 年 Maier 根据发病部位不同将纵隔型支气管源性囊肿分为气管旁型、隆突下型、肺门型、食管旁型和其他型。其中，气管旁、隆突下和肺门型多无症状，但囊肿增大可能会引起胸痛、咳嗽或呼吸困难等症状；食管旁型通常无症状，但可能后期会导致吞咽困难和食管腔受压。肺内型囊肿多表现为咳嗽、咳痰、发热、胸痛等呼吸道感染症状，但缺乏特异性表现，且发病率不高，部分囊肿较小者无任何症状，故易发生误诊。异位型支气管源性囊肿临床表现缺乏特异性，可无症状。

支气管源性囊肿生长较缓慢，起病隐匿，可发生于任何年龄段，发病年龄差异大，这可能是因为囊肿生长速度不同而产生压迫症状的时间不同，男女发病比例相当。大多数支气管源性囊肿是被偶然发现的，临床症状缺乏特异性，主要与其发病部位、囊肿大小和邻近组织受压有关。当囊肿内出血或者继发感染时，囊肿增大会出现压迫或感染症状，也有文献报道称囊肿可合并癌变。

支气管源性囊肿早期无明显临床症状，且影像学表现缺乏特异性，确诊困难，误诊率较高。诊断本病可结合使用B超、CT、MRI或超声内镜检查术（EUS），但无论其位置如何，本病的最终确诊仍需要依靠手术切除后的病理检查。支气管源性囊肿典型的组织病理学特征是囊肿内表面衬有类似于呼吸道的纤毛假复层柱状上皮，内囊壁也可能含有软骨、支气管腺泡和平滑肌等成分。不同类型的支气管源性囊肿在鉴别诊断方面也不同：①对于肺实质内支气管源性囊肿，鉴别诊断包括肺肿瘤、肺肉芽肿、血管畸形、支气管扩张、肺脓肿、感染性肺大疱和肺包虫囊肿等；②纵隔支气管源性囊肿的鉴别诊断包括胸腺瘤、囊性淋巴管瘤、囊性畸胎瘤、神经源性肿瘤、胚胎性肉瘤、肺门及纵隔增大淋巴结、胸廓内甲状腺、肺隔离症、血管瘤、脂肪瘤、心包或者食管重复囊肿等；③异位支气管源性囊肿的鉴别诊断包括蛛网膜囊肿、胶质瘤、膈肌肿瘤、膈疝、胰腺囊肿、肾上腺肿瘤、尿路上皮囊肿、表皮样囊肿、皮质腺瘤、皮样囊肿等。

在对支气管源性囊肿患者尤其是无症状患者的治疗上，争议一直存在，一些研究建议对疑似支气管源性囊肿的无症状患者进行保守随访，但是该病的恶变风险有0.7%，且45%的患者最终会出现症状，所以即便患者最初无症状，也应尽早做手术切除，这不仅可以获得明确的组织学诊断，控制症状和并发症的发展，还可以避免肿瘤恶变的风险。完整手术切除囊肿则是首选的治疗方案，支气管源性囊肿病变部位不同，手术方式和手术入路也不同，随着微创手术的发展，对于纵隔型和肺内型支气管源性囊肿，已经可以安全有效地进行胸腔镜手术。

总之，支气管源性囊肿在临床比较罕见，病变部位差异较大，且缺乏典型的影像学特征及临床表现，术前很难做出正确诊断，应通过综合多种影像学检查来诊断，但确诊需要依靠术后病理，手术完整切除是首选的治疗方式。

本例患者虽然术前影像学诊断有畸胎瘤可能，但同时发现左上肺内也存在类似的病灶，干扰了术前的判断。后通过手术探查，证实了术前的影像判断，瘤体部分位于前纵隔肺外，部分位于左上叶肺内。符合原发纵隔畸胎瘤破入肺内生长的特征。术中的冰冻病理报告提示支气管源性囊肿影响了术中的诊断，但不影响整体手术方案的实施。最后石蜡病理明确了纵隔畸胎瘤的诊断。

（郑梦利　刘慧峰）

参考文献

[1] 崔允峰，任德印，尚延海，等.肺内畸胎瘤的临床X线表现及其发生原因的探讨[J].临床放射学杂志，1990，9（6）：281-283.

[2] 张涛，周乃康，梁朝阳，等.原发性纵隔畸胎瘤的诊断与外科治疗[J].中华外科杂志，2007，45（16）：1125-1127.

[3] 秦蕾，秦鑫.纵隔畸胎瘤的临床及影像诊断[J].山西医药杂志，2014，43（13）：1488-1489.

[4] 王迅，陈克终，李运，等.纵隔支气管源性囊肿的诊断和电视胸腔镜手术治疗[J].中国胸心血管外科临床杂志，2019，26（9）：848-852.

[5] 芙培辉，罗猛，张庆斌.支气管源性囊肿的诊断和外科治疗[J].贵州中医学院学报，2020，42（4）：42-47.

病例 28
重度急性呼吸窘迫综合征

病历摘要

【基本信息】

患者女性,10岁。2022年5月10日无明显诱因出现发热,体温最高达40℃,无寒战、抽搐,伴有嗜睡,偶有左侧胸痛,口服布洛芬混悬液和复方氨酚烷胺胶囊,体温仍波动在38~40℃。5月11日于外院就诊,查血常规:CRP 32.4 mg/L,WBC 9.02×10^9/L,NE% 88.7%,予以口服头孢呋辛酯、奥司他韦、辅酶Q10治疗,仍有发热。5月13日出现咳嗽、咳痰,痰为白黏痰,量中等,伴有喘息、气促、恶心、食欲缺乏,口服药物后出现呕吐1次,体温波动在37.6~40.6℃。再次于外院就诊,复查血常规:CRP 142 mg/L,WBC 4×10^9/L,NE% 79.7%,LY% 18%。血生化:AST 89.4 U/L,ALT

74.4 U/L，γ-GT 38.2 U/L。心电图提示窦性心动过速，5月13日行胸部CT检查提示肺炎，右中下肺为著，脂肪肝、脾略大（图28-1）。其间患者气促、憋喘加重，出现鼻翼翕动，口唇发绀。外院予以无创呼吸机辅助通气，5月13日、5月14日予以头孢噻肟、米诺环素、奥司他韦进行抗感染治疗，效果不佳，仍有高热，调整为美罗培南、利奈唑胺、阿奇霉素联合抗感染，甲泼尼龙80 mg，每日1次；丙种球蛋白30 g治疗。患者一般情况仍进行性加重，5月14日晚转入PICU，予以气管插管，呼吸机辅助通气（容控模式：FIO_2 55%；PEEP 12 cmH_2O；呼吸频率38次/分；潮气量210 mL；指脉氧饱和度90%～93%），并予以莫西沙星联合复方新诺明抗感染。住院期间患者炎症指标逐步下降，但每日仍有发热，热峰38.5～39.5 ℃。5月19日停用复方新诺明，5月21日复查胸部CT较前明显进展，全肺弥漫性间质病变并肺气肿（图28-2），将甲泼尼龙增加至100 mg，每12小时1次，未再发热。5月24日复查胸部X线片出现纵隔气肿、皮下气肿，并出现氧合指数进行性下降，遂于6月2日00:00行静脉-静脉体外膜肺氧合（VV-ECMO）治疗术，术后主因"发热伴胸痛22天，咳嗽、咳痰20天"转入我院。

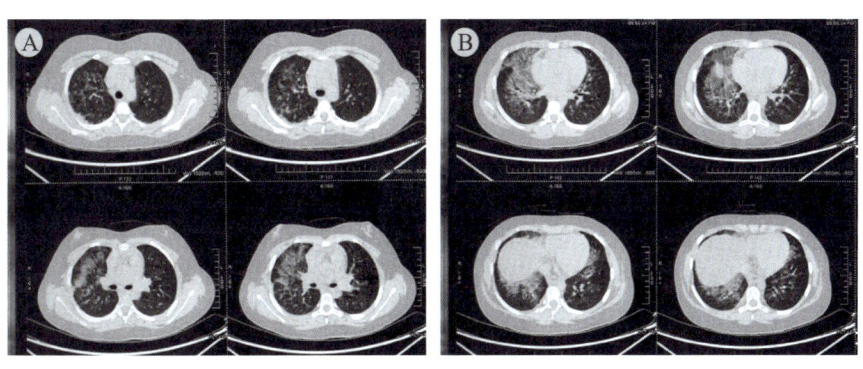

图28-1　发病初胸部CT（2022-05-13）

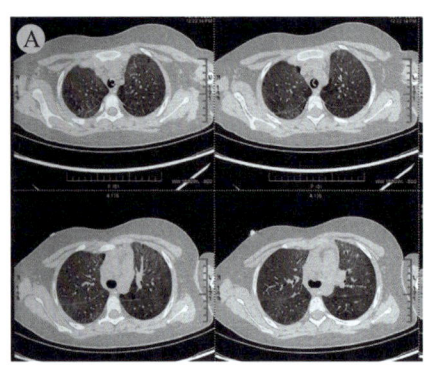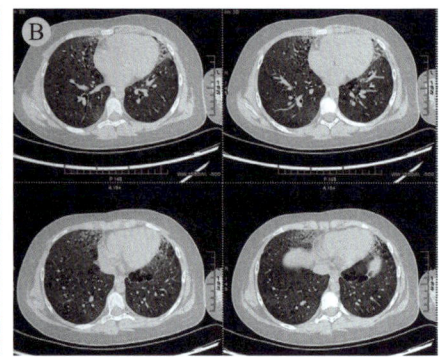

图 28-2 病情进展时胸部 CT（2022-05-21）

既往史：2018 年曾患病毒性心肌炎、过敏性鼻炎。否认手术史、外伤史、输血史；否认药物、食物过敏史。

【入院查体】

体温 35 ℃，脉搏 135 次 / 分，呼吸 19 次 / 分，血压 135/78 mmHg。镇静状态，表情淡漠，颜面、上肢及胸背部肿胀，可触及握雪感。胸廓正常无畸形，呼吸运动正常。双肺呼吸音低，未闻及干湿性啰音及胸膜摩擦音。

【辅助检查】

血常规：CRP 1.92 mg/L，WBC 35.28×10^9/L，NE% 84.1%，LY% 10.9%，PCT < 0.05 ng/mL。肝肾功能、BNP 未见明显异常。呼吸道病原学九项、巨细胞病毒定量试验、G/GM 试验、自身免疫相关抗体未见明显异常。

肿瘤标志物：CEA 4.93 ng/mL，NSE 29.71 ng/mL↑，CA211 8.22 ng/mL↑，ProGRP 84.42 ng/L↑，铁蛋白 352.3 ng/mL↑。

淋巴细胞亚群分类计数：总 T 细胞百分比 44.79%↓，总 T 细胞绝对值 1993.95 个 /μL，$CD8^+$ T 细胞绝对值 911.01 个 /μL，$CD4^+$ T 细胞绝对值 997.86 个 /μL，B 细胞百分比 50.40%↑，B 细胞绝对值 2243.86 个 /μL↑，自然杀伤细胞百分比 1.99%↓。

2022年6月2日床旁超声：肝、胆、胰、脾彩色多普勒超声未见异常，肾彩色多普勒超声未见异常，双下肢动静脉未见明显异常。静息状态下心脏结构及功能大致正常，EF 63%。

2022年6月2日头颅+胸部平扫CT（图28-3）：头颅未见明显异常；颅面部及颈部多发皮下气肿。两侧胸腔积气，右侧明显，双肺压缩实变，片絮状高密度影，合并肺部炎性改变；胸廓皮下软组织广泛积气、纵隔积气，双臂皮下软组织积气。

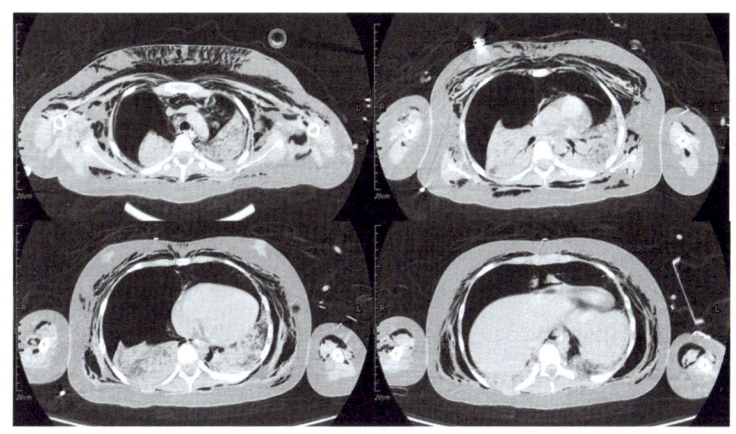

图 28-3　入院时胸部 CT（2022-06-02）

诊疗经过

入院予以有创呼吸机持续辅助通气并 VV-ECMO 辅助治疗，ECMO 转速 2945 转/分，流量 2.66 L/min，气流量 2 L/min，氧浓度 100%。呼吸机模式 PC-SIMV。入科后行胸腔穿刺置管引流术，引流瓶接负压，观察到气泡持续冒出。留置空肠营养管，启动肠内营养。予以哌拉西林他唑巴坦联合万古霉素抗感染，甲泼尼龙 60 mg，每日 1 次，静脉滴注。6 月 3 日行气管镜检查，NGS回报：鲍曼不动杆菌（序列数 462）；嗜麦芽窄食单胞菌（序列数

120）；铜绿假单胞菌（序列数9）；肺炎克雷伯菌（序列数7）；金黄色葡萄球菌（序列数3）。6月5日痰培养回报黏质沙雷菌（对哌拉西林、头孢菌素类耐药，对阿米卡星、左氧氟沙星敏感）、鲍曼不动杆菌复合群（对左氧氟沙星敏感）。6月3日至5日患者体温波动在37～38.3 ℃，根据药敏结果家属签署知情同意书后加用左氧氟沙星进行抗感染治疗，同时予以复方磺胺甲噁唑片1.25片，每日2次，预防卡氏肺囊虫肺炎。治疗后患者体温逐步降至正常，感染指标呈下降趋势。6月5日拔除气管插管，过渡为清醒ECMO。6月8日复查ALT 164.9 U/L，AST 88.1 U/L，考虑药物性肝损伤，加用保肝药物。6月10日体温峰值37.6 ℃，调整抗生素为头孢哌酮舒巴坦3 g，每8小时1次；美罗培南0.5 g，每6小时1次；阿米卡星0.4 g，每日2次；万古霉素600 mg，每6小时1次；泊沙康唑肠溶片300 mg，每日1次，预防真菌感染；甲泼尼龙减量至40 mg，每日1次。6月10日复查胸部CT（图28-4）：①右侧胸腔积气，较前片有所减少；②双侧胸腔积液，较前新出现；③右侧胸腔引流后改变，两肺压缩、实变，片絮状高密度影，较前片两肺变化不明显；④皮下软组织广泛积气，较前局部稍有减少。胸腔闭式引流肺复张效果不佳，2022年6月11日行胸腔镜下右肺活检及肺大疱结扎术：可见胸腔内条索粘连，中等量淡血性积液，检查右肺质韧，右侧肺单肺通气，予以高呼气末正压膨肺，右肺可基本复张；发现两处漏气肺大疱，予以丝线双重结扎，切除部分边缘肺组织送检病理。肺组织NGS回报：烟曲霉（序列数7）。患者病程中无阳性球菌感染证据，遂停用万古霉素。2022年6月14日肺组织病理结果回报：肺组织慢性炎伴轻度急性炎，间质伴出血，肺泡上皮增生，部分肺泡融合，肺泡间隔

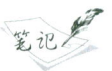

增宽，纤维组织增生明显。2022 年 6 月 15 日查 WBC 6.68×10^9/L，NE% 55.8%，CRP 27 mg/L。感染指标较前下降，肝肾功能未见明显异常。2022 年 6 月 16 日 ECMO 夹闭试验后复查血气氧合指数 220 mmHg，遂撤除 ECMO，过渡为无创呼吸机辅助通气，后转入我院儿科继续治疗。2022 年 7 月随访时，患者已经顺利康复出院。

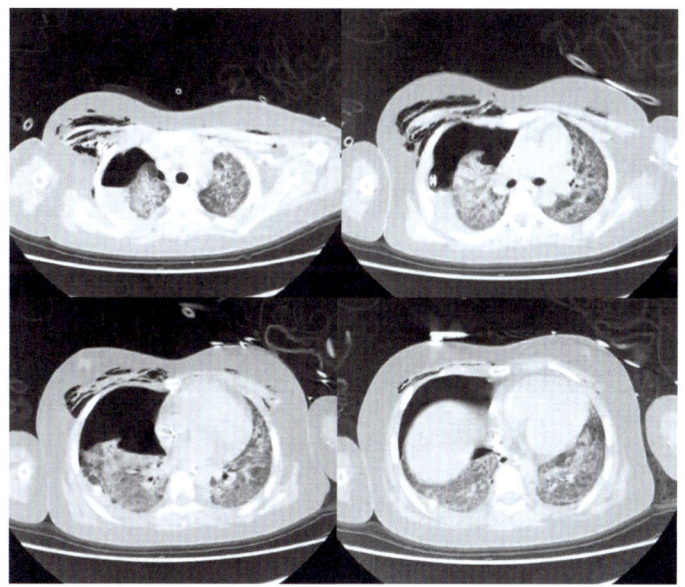

图 28-4　复查胸部 CT（2022-06-10）

最终诊断

重度急性呼吸窘迫综合征；严重肺部感染；双肺间质性肺炎；右侧液气胸。

述评

体外膜肺氧合（ECMO）是一项心肺支持技术，根据置管方式分为 VV-ECMO 和静脉动脉体外膜肺氧合（venousarterial extracorporeal membrane oxygenation，VA-ECMO）。其中VV-ECMO可提供呼吸支持，仪器与心肺脏器串联，常见的置管方式包括股静脉－颈内静脉置管、股静脉－股静脉置管和双腔静脉置管等。VA-ECMO可提供呼吸及循环的双重支持，仪器与心肺脏器并联，常见置管方式有股静脉－股动脉置管、股静脉－颈总动脉置管、股静脉－腋动脉置管等。

VV-ECMO适应证：①经过积极的医疗救治，包括俯卧位通气尝试后，仍存在明显的呼吸衰竭问题，氧合指数小于80 mmHg；②在最优的呼吸机参数支持下，仍存在明显高碳酸血症的呼吸衰竭，pH小于7.25；③肺移植前等待肺源间期的过渡支持手段；④患者存在急性呼吸窘迫综合征、急性嗜酸性粒细胞肺炎、弥漫性肺泡出血、重症哮喘、严重的肺部创伤、严重吸入性损伤、支气管胸膜瘘等。VA-ECMO可应用于严重缺血、坏死引起心肌功能障碍的冠心病、不明原因的心源性休克、心脏术后严重低心排出量、爆发性心肌炎、心肌病、肺栓塞及心脏移植患者等。

ECMO的相对禁忌证：①存在中枢神经系统出血；②严重的中枢神经系统损害；③不可逆的失能性中枢系统疾病；④存在脏器出血问题；⑤存在使用抗凝药物的禁忌；⑥免疫抑制状态；⑦高龄；⑧吸氧浓度大于90%及平台压大于30 cmH$_2$O条件下机械通气时间大于7天。通常对于预后极差、康复无望及无可行性的拔管计划的患者不建议进行ECMO支持。

ECMO运转期间的抗凝药物通常可选用普通肝素、阿加曲班或比伐芦定。抗凝不足可能导致管路仪器内、患者血管内形成血栓，导致仪器工作效能下降，也存在血栓脱落栓塞风险。但抗凝过度可能造成脏器出血，严重的颅脑出血可能造成治疗失败，脱

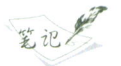

机无望，甚至造成患者死亡。临床医生需要对患者症状、体征进行密切监测，注意观察患者瞳孔变化和二便性状，给药期间需要动态监测APTT或ACT水平，来优化抗凝药物的使用。

普通肝素可通过抑制凝血酶及Xa因子达到抗凝目的，多经网状内皮组织代谢，药物过量时可应用鱼精蛋白拮抗，部分患者可能存在肝素抵抗问题，也有部分患者在使用肝素后出现肝素诱导血小板减少症（HIT）。阿加曲班是直接血凝酶抑制剂，经肝脏代谢，可作为HIT患者抗凝的代替药物。我院医生曾在对HIT患者应用阿加曲班抗凝的过程中，监测到凝血指标中的纤维蛋白原（FIB）呈断崖式下降。查阅文献后得知FIB的常见检测方法有Clauss法、PT衍生法和免疫学测定法等，有学者对加入阿加曲班后血样的FIB进行检测，共对比了3种不同检验方法下、应用5种不同检测试剂的FIB结果，发现Clauss法应用HemosIL Fibrinogen-C XL试剂时，FIB检测值受阿加曲班浓度影响最为明显，这恰好也是我院检验科的检测方法。据此我们暂停使用阿加曲班抗凝，再次检测FIB，发现其数值可恢复至正常，同时患者无明显活动性出血证据，考虑前期FIB极低是因为单一的检验方法造成的假性降低。

ECMO作为一项危重症患者的抢救技术，可以保障患者体内的气血交换及组织灌注，延长患者生命，为患者恢复心肺功能或移植脏器赢得更多时间，为危重患者带来生的希望。

（孙天宇　肖坤　刘于红）

参考文献

[1] TONNA J E, ABRAMS D, BRODIE D, et al. Management of adult patients supported with venovenous extracorporeal membrane oxygenation（VV ECMO）: guideline from the Extracorporeal Life Support Organization（ELSO）[J]. ASAIO J, 2021, 67（6）: 601-610.

[2] 中国心胸血管麻醉学会, 中华医学会麻醉学分会, 中国医师协会麻醉学医师分会, 等. 不同情况下成人体外膜肺氧合临床应用专家共识（2020版）[J]. 中国循环杂志, 2020, 35（11）: 1052-1063.

[3] ZHANG L, YANG J, ZHENG X, et al. Influences of argatroban on five fibrinogen assays[J]. Int J Lab Hem, 2017, 39（6）: 641-644.

病例 29
水痘-带状疱疹病毒肺炎

病历摘要

【基本信息】

患者女性，30岁，公司职员。2017年4月27日患者曾因慢性肾功能不全尿毒症于我院行亲属供肾肾移植术，术后肾功能逐渐恢复，肌酐可降至111.4 μmol/L，出院后规律口服抗排异等药物治疗。后定期于门诊复查，监测肌酐维持在100 μmol/L左右。2021年1月10日，门诊再次复查血肌酐，升高至130 μmol/L，给予口服醋酸泼尼松冲击治疗，肌酐未下降，继续缓慢升高至210 μmol/L，故再次口服激素冲击，但肌酐水平仍无明显改善，自诉尿量每天2500 mL左右。加用口服药物他克莫司1 mg，早晚各1次；吗替麦考酚酯胶囊750 mg，每日2次，醋酸泼尼松

10 mg，每日 1 次，晨服。但患者肾功能改善不明显，查血肌酐持续升高，考虑肾移植术后排异反应，于 2021 年 3 月 25 日主因"肾移植术后 3 年 11 月余，肌酐升高 3 个月"入我院。

既往史：2016 年 3 月 1 日检查提示甲状腺功能减退，未服药，同期行颅脑 MRI 检查提示垂体增大，未进一步诊治；高血压病史 4 年余，2016 年 8 月 19 日在我院住院期间诊断为高血压视网膜病变Ⅳ期；否认外伤史；否认药物、食物过敏史。

个人史：否认吸烟、饮酒史，月经规律，经期正常。

【入院查体】

体温 36.5 ℃，脉搏 76 次 / 分，呼吸 18 次 / 分，血压 130/72 mmHg。全身皮肤黏膜未见黄染及皮疹，全身浅表淋巴结未触及肿大。胸廓正常无畸形，呼吸运动正常，肋间隙正常，触觉语颤正常。肺部叩诊呈清音，呼吸规整，胸骨无叩痛。双肺呼吸音略粗，未闻及干湿性啰音及胸膜摩擦音。双肾区无叩痛，膀胱区未见膨隆，可触及移植肾，质中，无压痛。

【辅助检查】

血常规 WBC 5.79×10^9/L，NE% 82.2%，HGB 101 g/L；尿常规可见红细胞，他克莫司血药浓度 6.0 ng/mL；SCr 250.9 μmol/L，BUN 11.88 mmol/L；肝功能、血生化正常；FT_4 11.87 pmol/L（正常值 12～22 pmol/L）。

2021 年 3 月 26 日胸部 CT（图 29-1）：右肺下叶小结节，心包局部少许积液。移植肾超声未见明显异常。

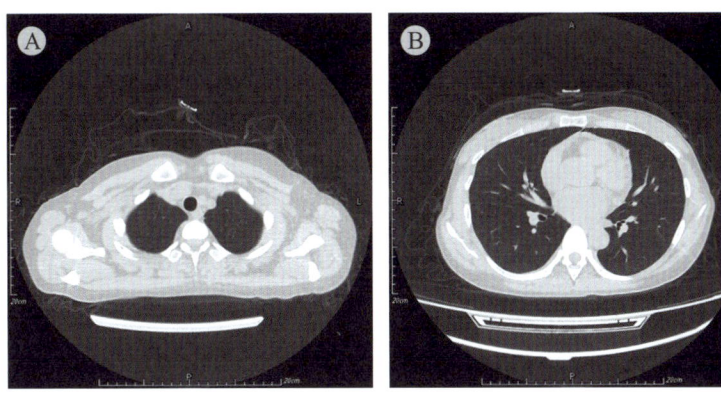

图 29-1 胸部 CT（2021-03-26）

诊疗经过

患者入院后完善相关检查，因患者血肌酐持续升高，考虑肾移植术后排异反应，2021 年 3 月 29 日至 2021 年 3 月 31 日连续给予甲泼尼龙 500 mg 冲击治疗 3 天，同时给予哌拉西林他唑巴坦预防细菌感染。4 月 2 日出现发热，最高体温 39.4 ℃，因考虑患者移植术后、抗排异治疗高危状态，加用卡泊芬净预防真菌感染；治疗过程中，患者逐渐出现胸闷、憋气。4 月 5 日复查胸部 CT 提示双肺散在斑片及结节状高密度影（图 29-2），考虑肺部感染，遂抗感染方案调整为美罗培南抗细菌感染，伏立康唑抗真菌感染，同时减量抗排异药物使用剂量。3 天后，患者出现呼吸困难，鼻导管吸氧难以维持脉氧，故转入呼吸 ICU 进一步治疗。转入后，患者呼吸困难情况进行性加重，无创呼吸机辅助呼吸下，患者呼吸频数、氧合指数继续下降，血气提示 Ⅱ 型呼吸衰竭。4 月 9 日因呼吸情况持续恶化予以气管插管并有创呼吸机辅助呼吸。

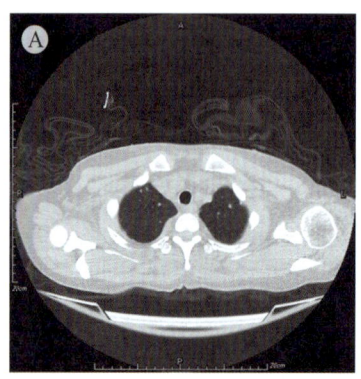 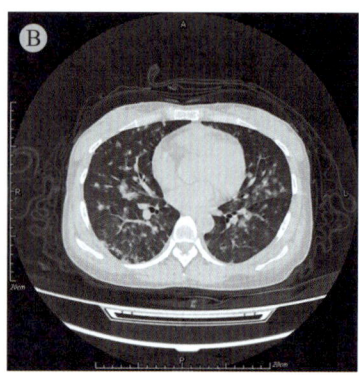

图 29-2　胸部 CT（2021-04-05）

2021 年 4 月 9 日转科后完善相关检查：全血细胞计数 WBC 9.48×10^9/L，NE% 96.4%，RBC 2.5×10^{12}/L，HGB 70 g/L，HCT 0.20 L/L，PLT 56×10^9/L；CRP > 320.00 mg/L，嗜肺军团（−），肺炎支原体（−），Q 热立克次体（−），肺炎衣原体（−），腺病毒（−），呼吸道合胞病毒（−），甲型流感病毒（−），副流感病毒（−），PCT 3.71 ng/mL，SCr 510.04 μmol/L，BUN 28.28 mmol/L，LDH 7751 U/L。

患者重症肺炎诊断明确，给予美罗培南 1 g、利奈唑胺 0.6 g、伏立康唑 200 mg，均为每 12 小时 1 次进行抗感染治疗。同时间断给予床旁肾替代治疗。治疗过程中，患者出现全身皮疹（图 29-3），2021 年 4 月 10 日行皮肤病理检查（图 29-4）提示局部表皮增生伴角化过度，棘层形成水疱腔隙，细胞变性，真皮浅层内见少量淋巴细胞浸润。血、肺泡灌洗液及疱疹组织 NGS 均提示为疱疹性病毒感染，4 月 11 日给予阿昔洛韦 200 mg，每日 2 次进行抗病毒治疗。

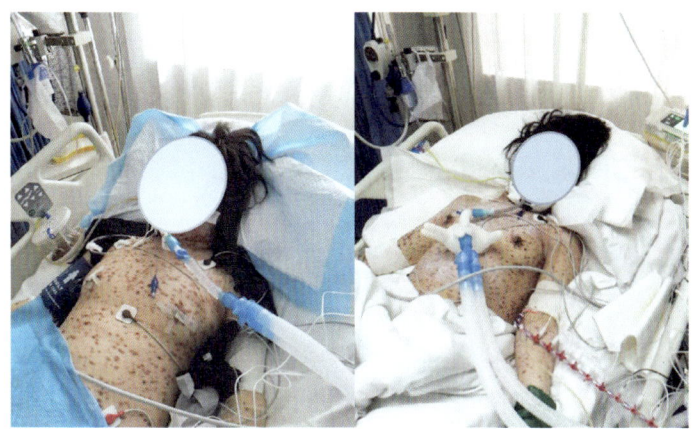

图 29-3 患者全身皮疹严重

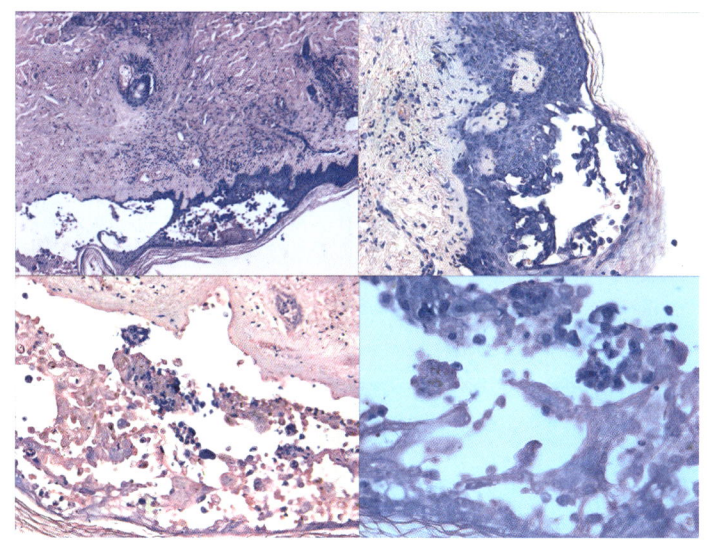

图 29-4 皮肤病理（2021-04-10）

2021年4月12日复查胸部CT（图29-5）提示双肺感染、双侧胸腔积液，较前均有加重，腹部CT提示脾大。2021年4月13日肺泡灌洗液培养为鲍曼不动杆菌，加用替加环素抗感染，但患者病情进行性恶化，胸部X线呈进行性加重（图29-6）。2021年4月19日患者心率下降，最低达43次/分，血压下降。给予积极抢救治疗后患者生命体征未恢复，因抢救无效死亡。

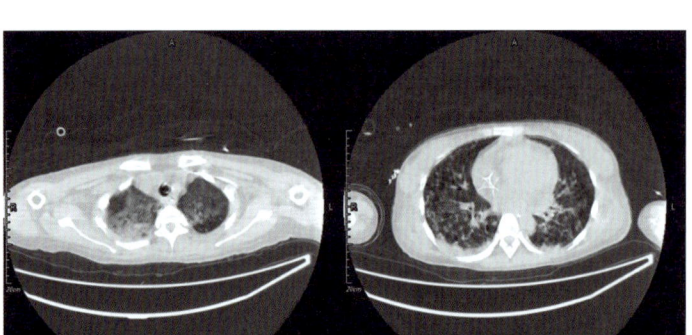

图 29-5　胸部 CT（2021-04-12）

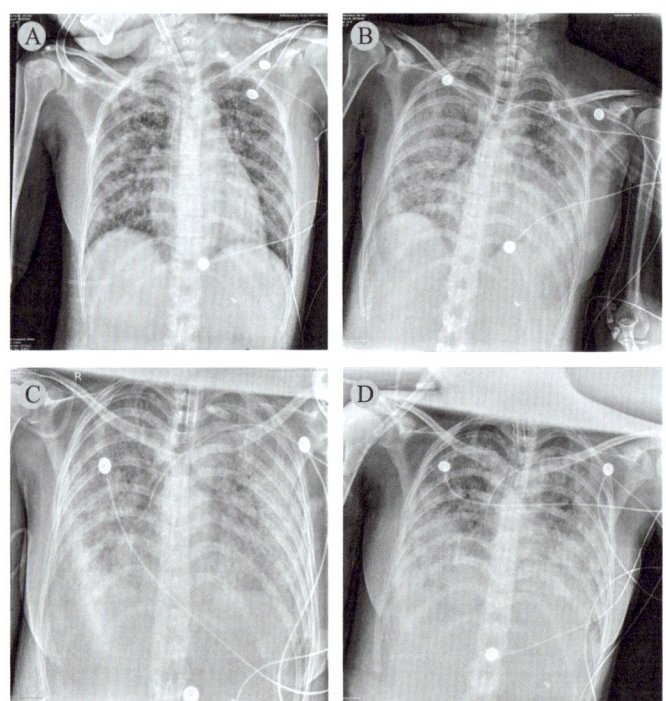

A. 2021-04-12；B. 2021-04-14；C. 2021-04-16；D.2021-04-18。

图 29-6　胸部 X 线

最终诊断

重症肺炎；水痘 – 带状疱疹病毒肺炎。

述评

水痘-带状疱疹病毒（VZV）是一种双链 DNA 病毒，属于人类 α 疱疹病毒中的 3 型，主要通过飞沫和接触传播，主要靶点是 T 淋巴细胞、上皮细胞和神经细胞。VZV 具有嗜神经性，但对免疫抑制的患者，可感染内脏器官，导致视网膜炎、脑炎、肝炎及肺炎等疾病。

重症社区获得性肺炎中，病毒性肺炎约占 1/3，死亡率和细菌性肺炎相似，最常见的病毒病原体是流感病毒和巨细胞病毒，VZV 病毒感染约占 16.3%。以往 VZV 肺炎被认为是一种相对良性、自限性的感染，但随着相关研究的增多，特别是 PCR、mNGS 等分子检测技术的发展，如今 VZV 肺炎被认为是一种严重的、具有潜在致命性的疾病。

VZV 肺炎多发生在骨髓移植、器官移植及免疫抑制的患者中，一项纳入 102 例 VZV 肺炎患者的研究发现其中 66% 的患者有实体器官移植、肿瘤、血液病、妊娠及类固醇药物应用史，96% 的患者会出现皮疹，呼吸道症状主要有呼吸困难、咳嗽、胸痛、咯血，全身症状主要有发热、皮疹，肺外并发症主要有肝炎、脑炎及血小板减少等。胸部 CT 主要表现为双肺弥漫性结节，双肺斑片状磨玻璃影，小叶间隔增厚；此外，也有肺实变的报道。将这些患者的支气管肺泡灌洗液做 PCR 检测发现，其中 96% 的病例 VZV 呈阳性，39% 的病例合并细菌感染，最常见的细菌是金黄色葡萄球菌。有创机械通气比例为 51%。治疗方面，给予阿昔洛韦 10 mg/（kg·8 h）治疗，平均疗程 11 天，10 例患者接受大剂量类固醇治疗，与未接受类固醇治疗的患者相比，类固醇治疗与更长的机械通气时间、更久的ICU和住院时间有关，但该研究未报道接受小剂量类固醇治疗患者是否存在临床获益。VZV肺炎的住院病死率为24%。

VZV肺炎的诊断依靠症状、影像学检查、病原学检查，呼吸道症状主要有咳嗽、咳少量白痰、咽痛等，全身症状包括发热、头痛、全身酸痛、倦怠等。实验室检查白细胞计数无特异性，ESR通常在正常范围，痰涂片的白细胞以单核细胞居多。胸部X线检查可见肺纹理增多、磨玻璃影、实变等，重症感染者可见结节性浸润及实变。胸部CT可见磨玻璃影、结节病变、实变影、小叶间隔增厚及网格影。确诊依赖于病原学检查，包括病毒分离培养、血清学病毒抗体检查及病毒抗原检测等，病毒抗原可通过血液及支气管肺泡灌洗液行PCR或NGS检测。

在VZV肺炎的治疗上，阿昔洛韦是抗病毒治疗的首选用药，用法为静脉滴注，5～10 mg/kg，每8小时1次，疗程7～10天；此外，伐昔洛韦、泛昔洛韦、溴夫定、膦甲酸钠也可用于抗病毒治疗。除抗病毒药物外，糖皮质激素是控制症状的主要药物，但因其有免疫抑制的作用，其用法用量存在争议，应用糖皮质激素药物可以减轻患者疼痛，改善日常生活能力，加速早期康复，关于糖皮质激素是否能缩短病程目前还存在争议。

本例患者在肾移植术后，呈免疫抑制状态，是病毒性肺炎的高危人群，入院后给予激素冲击治疗，2021年4月5日出现影像学改变，4月8日抽取外周血行NGS检测提示VZV（序列数94552），合并CMV病毒（序列数14），综合患者临床症状和影像、病理学特征，考虑VZV肺炎诊断成立，但患者免疫状态差，抗感染治疗效果欠佳，最终导致患者死亡。

（高秉睿　潘盼　刘于红）

参考文献

[1] MIROUSE A, VIGNON P, PIRON P, et al. Severe varicella-zoster virus pneumonia: a multicenter cohort study[J]. Crit Care, 2017, 21（1）: 137.

[2] SAUERBREI A. Diagnosis, antiviral therapy, and prophylaxis of varicella-zoster virus infections[J]. Eur J Clin Microbiol Infect Dis, 2016, 35（5）: 723-734.

病例 30
大气道梗阻

病历摘要

【基本信息】

患者男性，52岁。于15天前无明显诱因出现呼吸困难，伴咳嗽、咳痰，无发热，未予重视；后症状逐步加重，已影响夜间睡眠，予以雾化、吸氧等治疗后症状仍未缓解。3天前患者出现Ⅱ型呼吸衰竭，伴昏迷，同时出现高热，体温40 ℃，外院行经口气管插管，胸部CT提示纵隔向左偏移，纵隔及主气道内肿物，左肺完全不张，右主支气管狭窄。考虑患者病情危重，以"呼吸困难15天、发热2天"收入我院治疗。

既往史：头孢菌素类药物过敏；否认手术史、外伤史、输血史；否认食物过敏史。

个人史：吸烟 30 余年，每日 40 支，未戒烟；饮酒 30 余年，每日饮白酒 500 mL。

【入院查体】

体温 36.2 ℃，脉搏 78 次 / 分，呼吸 22 次 / 分，血压 110/71 mmHg。全身皮肤黏膜未见黄染及皮疹，全身浅表淋巴结未触及肿大。胸廓正常无畸形，气管左偏，呼吸动度两侧不对称。右肺叩诊呈清音、左肺叩诊呈浊音。右肺呼吸音粗、左肺呼吸音消失，未闻及干湿性啰音及胸膜摩擦音。

【辅助检查】

血常规：WBC 6.30×10^9/L，NE% 75%，CRP 13.44 mg/L。肝肾功能、血糖、血生化正常。尿、便常规正常。ESR 53 mm/h。

胸部 CT（图 30-1）：①气管下端左侧缘 – 左主支气管腔内（病灶通向左肺）占位伴左肺实变、不张；②纵隔、右侧心膈角、两侧颈根部淋巴结部分轻度增大；③左侧气胸，右肺少许炎症可能；④心包少许积液，右侧胸膜局部轻度增厚。

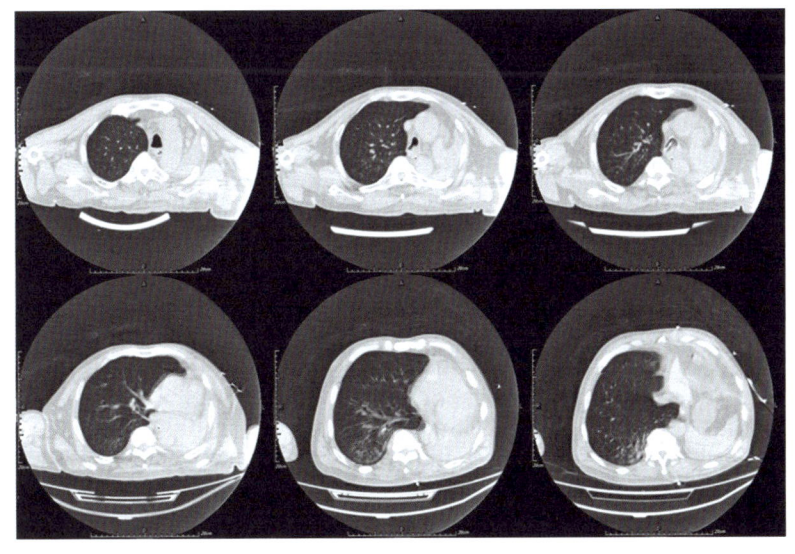

图 30-1 胸部 CT

诊疗经过

患者入科查体提示矛盾呼吸，呼吸机 PCV 模式下给予支持压力 25 cmH$_2$O、PEEP 9 cmH$_2$O，潮气量波动于 100～200 mL，动脉 SpO$_2$ 90%。急查血气提示 PCO$_2$ 93.7 mmHg，pH 7.205，BE 7.9 mmol/L，HCO$_3^-$ 35.6 mmol/L。急查气管镜（图 30-2）提示主气道有新生物阻塞，触之易出血，仅有狭小空隙可供气管镜通过，隆突被新生物阻塞，未见左主支气管开口，右主支气管口被新生物阻塞，后段通畅，右肺上叶及中间段支气管开口通畅，考虑主气道严重阻塞导致矛盾呼吸，在气管镜引导下将气管插管向下延伸，调整尖端至右主支气管内行单侧通气。

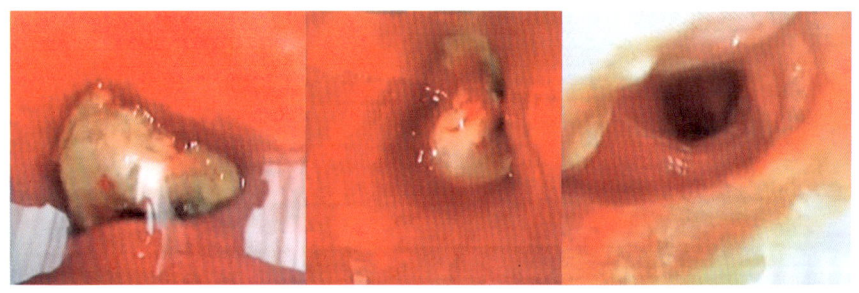

图 30-2　气管镜检查

为避免常规通气下在支气管镜检查过程中发生气道大出血和窒息的风险，我们决定先进行支气管动脉栓塞术，然后在 ECMO 支持下进行支气管镜引导下的介入治疗（VV-ECMO 法），使用肝素涂层膜肺。我们采用微弹簧圈和吸收性明胶海绵颗粒（350～560 μm）；在右肺通气支持下给予咪达唑仑（0.15 mg/kg）和瑞芬太尼 [0.1 μg/（kg·min）] 进行镇痛、镇静，间断注射维库溴铵（0.1 mg/kg）进行肌肉松弛。患者随后被转移到手术室。

我们首先将F21套管插入患者的右股静脉，将F19静脉套管经皮插入患者的右颈内静脉（图30-3）。管道连接方向为：左股静脉—离心泵—膜肺—右颈内静脉。循环系统以生理盐水注射液1000 mL预充，ECMO期间不进行抗凝。监测输血过程中MAP、SpO_2、HCT、ACT指标。ECMO运行速度3000 r/min，血流速度3 L/min，维持平均动脉氧分压（90±10）mmHg，APTT 30 s，ACT 150 s。

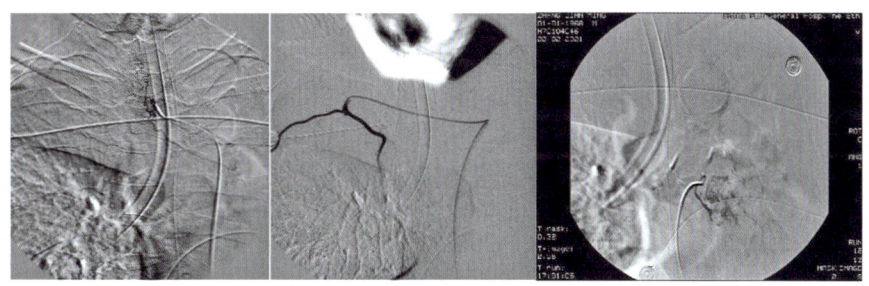

图30-3 支气管动脉栓塞术对病灶内血管进行栓塞

采用氩等离子体凝固法止血，冷冻法破坏肿瘤细胞，然后进行高频电夹闭消融。治疗后气管及左右主支气管大多再通（图30-4）。术中出血量约30 mL，SpO_2维持在90%～95%，患者生命体征平稳。术后逐渐停止ECMO支持；同时给予机械通气。

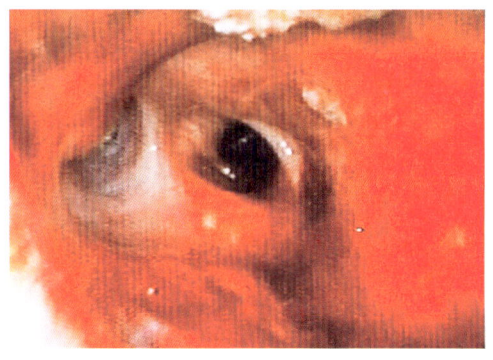

图30-4 治疗后气管再通

术后第 2 天在机械通气下完整切除患者气道内残留的肿瘤组织，术中出血少。术后第 3 天，患者成功拔管出院。病理诊断为低分化小细胞肺癌。

最终诊断

小细胞肺癌；大气道梗阻。

述评

阻塞性中央气道疾病会造成对气管和主支气管的阻塞，可能由多种疾病引起，是一种严重威胁生命的疾病。中央气道阻塞的最常见原因是邻近肿瘤的直接侵入，其中最常见的是支气管肺癌。由于在支气管肺癌的进展和治疗过程中出现近端支气管内并发症的患者数量一直增加，中央气道阻塞的发病率可能正在上升。

当气道狭窄严重时，因为有窒息的危险，会威胁到患者的生命，所以对有症状的气道阻塞患者应及时干预。对于这样的患者，恢复气道通畅和通气量是治疗的基本方法。为确保中央气道阻塞不稳定患者有足够的通气功能（CO_2 清除和氧合），应优先选择做气管插管和介入性支气管镜。然而，如果在患者病情非常严重的情况下，这些步骤实行起来可能较为困难，甚至可能导致气道完全阻塞。介入性支气管镜治疗包括气囊扩张、激光消融、CO_2 冷冻治疗、电灼、高频电捕捉消融和气道支架置入，是缓解气道阻塞和重建气管和主支气管的主要策略，但患者在没有呼吸支持的情况下无法接受充分治疗。事实上，在这种情况下，所有诊断和治疗模式都是有风险的。在处理严重中央气道阻塞患者时，需要全面了解其病因、生理学、诊断和治疗选择，并采用多学科团队方法。

ECMO 是上呼吸道手术、肺栓塞、感染性休克和恶性气道阻塞等低氧患者的短期支持手段。理论上，VV-ECMO 可以在为中央气道阻塞患者进行介入性治疗程序时提供足够的通气功能保障（CO_2 清除和氧合）。仅有少数病例报道使用 ECMO 为中央气道阻塞的患者提供气道安全性保障，其主要原因在于晚期恶性肿瘤被认为是 ECMO 相对禁忌证，因为许多与癌症相关的危及生命的情况是不可逆转的。在此，我们报告了 1 例在 ECMO 支持下通过药物洗脱栓塞（DEE）颗粒进行支气管动脉栓塞、支气管镜下肿瘤切除术等成功治疗气道阻塞性小细胞肺癌的案例。本案例表明，对于中央气道阻塞的高危患者，在进行生命挽救手术（如支气管内肿瘤切除或气管支架置入）期间，VV-ECMO 可能有助于确保足够的通气功能（氧合和 CO_2 清除）。这种 VV-ECMO 支持可以为计划和实施患者的充分管理提供足够的时间。

由于肺癌相关并发症患者数量的增加，中央气道阻塞的发生率和患病率正在上升，这意味着预防性使用 ECMO 治疗中央气道阻塞潜在适应证的情况（特别是在老年患者中）也可能会增加。大多数干预措施，如纤维支气管镜辅助 CO_2 冷冻治疗、气管支架置入或刚性支气管镜检查等，都是缓解中央气道阻塞的有效方法。但是，由于完全气道阻塞的高风险，大多数介入性程序无法传统地进行。此外，许多肿瘤病变不能通过支气管镜检查来处理，因为肿瘤高度血管化增加了大出血或主支气管完全双侧阻塞的风险，使介入性呼吸科医生或放射科医生不愿意进行手术；VV-ECMO

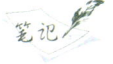

的应用显著降低了这些风险。几篇病例报告描述了ECMO在中央气道阻塞患者中的应用，所有这些报告都表明ECMO可能有更广泛的适应证，特别是对于建议接受高风险干预或需要在干预期间保证安全氧合和通气的患者。

我们对患者进行了支气管动脉栓塞和局部化疗以减少其肿瘤负担，并在支气管镜手术期间将大出血的风险控制到了最低。在进行其他干预措施之前启动VV-ECMO，最小化了与全身麻醉和支气管镜手术诱导相关的气道并发症的发生风险。预防性VV-ECMO确保了在进行手术期间为患者提供足够的氧合和通气，并避免了紧急救援及其固有风险和相关发病率。在灾难性气道威胁情况下紧急进行高级气道干预或启动ECMO显著增加了手术风险，可能导致不可预测的低氧血症甚至心血管崩溃。肿瘤切除后，经气管插管确保了插管静脉导管拆除期间的气道安全，为恢复期提供了过渡时间。

支气管前动脉栓塞是降低中央气道阻塞患者在支气管镜检查期间发生严重出血风险的可行选择。介入性支气管镜检查是治疗中央气道阻塞的安全有效方法。使用DEE颗粒进行化学栓塞是一种新型药物输送栓塞技术，其使用药物负载微球来缓慢持续释放药物；该方法声称可最大限度地导致肿瘤坏死并使不良反应最小化。以前的研究还表明，在治疗不能手术切除的晚期肺癌时，可行经支气管动脉输注化疗药物联合经动脉注射DEE颗粒治疗。

心肺转流（CPB）曾被提议用于手术过程中发现的肿瘤体积占据腔内空间＞70%的大肿瘤患者。然而，这种复杂而耗时的技术通常伴随着出血和肝脏或肾脏损伤的风险。与CPB相比，ECMO的应用显著降低了并发症并提供了稳定的氧合支持。但是，这并不意味着ECMO是完美无缺的，因为出血仍然是最致命的并发症之一；其他并发症，如由导管引起的血栓栓塞、血管损伤、动脉导管远端缺血仍然是 ECMO 长期应用的主要临床关注点。总之，从本例和以前的文献经验来看，如果当前呼吸支持方法无法提供手术安全性，则 ECMO 支持可以帮助完成由恶性肿瘤转移引起的中央气道严重狭窄患者的支气管镜检查。未来需要更多关于 ECMO 安全性和并发症的临床研究。

近年来，ECMO 已成为一种多功能的治疗模式，不仅可以用于难治性呼吸困难、心力衰竭的抢救治疗，也可以用于麻醉和手术的辅助治疗。该病例说明，在麻醉诱导时完全气道阻塞风险极高的患者在没有全身抗凝的情况下，通过多学科协作，应用 VV-ECMO 和高流量鼻氧支持可为患者提供安全管理。对于因下气道次全阻塞而需要手术的患者，应考虑将 ECMO 和辅助呼吸暂停氧合技术作为气道管理和维持足够气体交换流程的一部分。

（宋立成　王博　刘于红）

参考文献

[1] ERNST A, FELLER-KOPMAN D, BECKER H D, et al. Central airway obstruction[J]. Am J Respir Crit Care Med，2004，169（12）：1278-1297.

[2] HONG Y, JO K W, LYU J, et al. Use of venovenous extracorporeal membrane oxygenation in central airway obstruction to facilitate interventions leading to definitive airway security[J]. J Crit Care，2013，28（5）：669-674.

[3] KITAZAWA S, KOBAYASHI N, UEDA S, et al. Successful use of extracorporeal membrane oxygenation for airway-obstructing lung adenocarcinoma[J]. Thorac Cancer，2020，11（10）：3024-3028.

[4] Extracorporeal Life Support Organization. Guidelines for adult respiratory failure[J]. Ann Arbor：ELSO online，2017.

[5] TAO M, ZHANG N, WANG H, et al. Bronchial arterial embolization may reduce the risk of severe bleeding in central airway obstruction due to renal cell carcinomas during bronchoscopic procedures[J]. Ther Adv Respir Dis, 2020, 14: 1753466620976012.

[6] ZENG Y, YIN M, ZHAO Y, et al. Combination of bronchial arterial infusion chemotherapy plus drug-eluting embolic transarterial chemoembolization for treatment of advanced lung cancer-a retrospective analysis of 23 patients[J]. J Vasc Interv Radiol, 2020, 31（10）: 1645-1653.

[7] YU W, ZHOU P, CHEN K, et al. Bronchoscopy-guided intervention therapy with extracorporeal membrane oxygenation support for advanced cancer metastasis to the central airway: a case report[J]. Medicine（Baltimore）, 2020, 99（11）: e19488.

专业名词中英文对照表

英文简称	英文全称	中文全称
A/G	albumin/globulin	白蛋白/球蛋白
ACE	angiotensin converting enzyme	血管紧张素转化酶
ACMG	American College of Medical Genetics and Genomics	美国医学遗传学与基因组学学会
ACT	activated clotting time of whole blood	激活全血凝固时间
ADM	adriamycin	阿霉素
AFP	alpha fetoprotein	甲胎蛋白
ALB	albumin	白蛋白
ALT	alanine transaminase	丙氨酸转氨酶
AMA	antimitochondrial antibody	抗线粒体抗体
AmBD	amphotericin B deoxycholate	两性霉素 B 脱氧胆酸盐
AMY	amylase	淀粉酶
ANA	antinuclear antibody	抗核抗体
ANCA	antineutrophil cytoplasmic antibody	抗中性粒细胞胞质抗体
APC	argon-plasma coagulation	氩等离子体凝固术
APTT	activated partial thromboplastin time	活化部分凝血活酶时间
ARDS	acute respiratory distress syndrome	急性呼吸窘迫综合征
ASS	anti-synthetase syndrome	抗合成酶抗体综合征
AST	aspartate transaminase	天冬氨酸转氨酶
ATS	American Thoracic Society	美国胸科学会
BALF	bronchoalveolar lavage fluid	支气管肺泡灌洗液
BAS	basophil	嗜碱性粒细胞
BC	bronchogenic cyst	支气管源性囊肿
BE_b	blood base excess	全血碱剩余
BE_{ecf}	extracellular fluid base excess	红细胞外液碱剩余
BNP	brain natriuretic peptide	脑利尿钠肽
BUN	blood urea nitrogen	血尿素氮
CA50	carbohydrate antigen 50	糖类抗原 50
CCP	cyclic citrullinated peptide	环瓜氨酸肽
CEA	carcinoembryonic antigen	癌胚抗原
CK	creatine kinase	肌酸激酶
CMV	cytomegalovirus	巨细胞病毒
CotH3	coat protein homolog 3	外壳蛋白同源物 3
CPA	chronic pulmonary aspergillosis	慢性肺曲霉菌病
CPB	cardiopulmonary bypass	心肺转流

续表

英文简称	英文全称	中文全称
cPNET	central primitive neuroectodermal tumor	中枢性原始神经外胚叶肿瘤
Cr	creatinine	肌酐
CRP	c-reactive protein	C反应蛋白
CT	computed tomography	计算机体层扫描
CTA	computed tomography angiography	计算机体层血管成像
CTX	cyclophosphamide	环磷酰胺
DBIL	direct bilirubin	直接胆红素
DEE	drug elution embolism	药物洗脱栓塞
DM	dermatomyositis	皮肌炎
ECMM	European Confederation of Medical Mycology	欧洲医学真菌学联合会
ECMO	extracorporeal membrane oxygenation	体外膜肺氧合
ECOG	Eastern Cooperative Oncology Group	美国东部肿瘤协作组
EF	ejection fraction	射血分数
EHE	epithelioid hemangioendothelioma	上皮样血管内皮瘤
ENETS	European Neuroendocrine Tumor Society	欧洲神经内分泌肿瘤学会
EORTC/MSGERC	European Organization for Research and Treatment of Cancer and the Mycoses Study Group Education and Research Consortium	欧洲真菌研究小组教育与研究联合会
EOS	eosinophil	嗜酸性粒细胞
EPD	eosinophilic pulmonary diseases	嗜酸性粒细胞增多相关性肺疾病
EPE	eosinophilic pleural effusion	嗜酸性粒细胞增多性胸腔积液
ERS	European Respiratory Society	欧洲呼吸学会
ESCMID	European Society of Clinical Microbiology and Infectious Diseases	欧洲临床微生物学与感染性疾病学会
ESR	erythrocyte sedimentation rate	红细胞沉降率
EUS	endoscopic ultrasonography	超声内镜检查术
FDA	Food and Drug Administration	美国食品药品监督管理局
FDG	fluorode-oxyglucose	氟代脱氧葡萄糖
FDP	fibrin degradation product	纤维蛋白降解产物
FER	ferritin	铁蛋白
FEV_1	forced expiratory volume in one second	第1秒用力呼气容积
FIB	fibrinogen	纤维蛋白原
FIO_2	fractional concentration of inspired oxygen	吸入氧气浓度
FT_4	free thyroxine	游离甲状腺素
FVC	forced vital capacity	用力肺活量

续表

英文简称	英文全称	中文全称
GLOB	globulin	球蛋白
GLU	glucose	葡萄糖
GM-CSF	granulocyte-macrophage colony-stimulating factor	粒－巨噬细胞集落刺激因子
GM 试验	galactomannan antigen test	半乳甘露聚糖抗原试验
GP	glandular papilloma	腺性乳头状瘤
GRP78	glucose regulated protein 78	葡萄糖调节蛋白 78
G 试验	（1,3）-β-D-glucan test	（1,3）-β-D 葡聚糖试验
HbA1c	glycosylated hemoglobin	糖化血红蛋白
HBcAb	hepatitis B core antibody	乙型肝炎核心抗体
HBeAb	hepatitis B e antibody	乙型肝炎 e 抗体
HBsAg	hepatitis B surface antigen	乙型肝炎表面抗原
HBV-DNA	hepatitis B virus-deoxyribonucleic acid	乙肝病毒脱氧核糖核酸
HCG	human chorionic gonadotropin	人绒毛膜促性腺激素
HCO_{3std}	standard bicarbonate	标准碳酸氢盐
HCT	hematocrit	血细胞比容
HGB	hemoglobin	血红蛋白
HHT	hereditary hemorrhagic telangiectasia	遗传性出血性毛细血管扩张症
HIT	heparin induced thrombocytopenia	血小板减少症
HPV	human papilloma virus	人乳头瘤病毒
HRCT	high resolution CT	高分辨率 CT
Hs-TnI	high-sensitivity Troponin I	高敏肌钙蛋白 I
HSVA	high speed video-microscopy analysis	高速视频显微镜分析
IDSA	Infectious Diseases Society of America	美国感染病学会
IFN-α	interferon-α	干扰素 α
IFO	ifosfamide	异环磷酰胺
IgA	immunoglobulin A	免疫球蛋白 A
IgG	immunoglobulin G	免疫球蛋白 G
IgM	immunoglobulin M	免疫球蛋白 M
IL	interleukin	白细胞介素
ILD	interstitial lung disease	间质性肺疾病
INR	international normalized ratio	国际标准化比值
IVBAT	intravascular bronchioloalveolar tumor	血管内细支气管泡瘤
IVIg	intravenous immunoglobulin	静脉注射免疫球蛋白
KD	Kimura's disease	木村病
KS	Kartagener syndrome	Kartagener 综合征
Lac	lactic acid	乳酸

续表

英文简称	英文全称	中文全称
L-AmB	amphotericin B liposomal	两性霉素 B 脂质制剂
LCA	lithocholic acid	石胆酸
LCDD	light chain deposition disease	轻链沉积病
LDH	lactate dehydrogenase	乳酸脱氢酶
LDL	low-density lipoprotein	低密度脂蛋白
LDL-C	low-density lipoprotein cholesterol	低密度脂蛋白胆固醇
LH	luteinizing hormone	促黄体素
LY	lymphocyte	淋巴细胞
MCH	mean corpuscular hemoglobin	平均红细胞血红蛋白含量
MDS	myelodysplastic syndrome	骨髓增生异常综合征
MEC	mucoepidermoid carcinoma	黏液表皮样癌
MEF	maximal expiratory flow	最大呼气流量
mNGS	metagenomics next generation sequencing	宏基因组二代测序
MONO	monocyte	单核细胞
MRI	magnetic resonance imaging	磁共振成像
mROS	mitochondrion reactive oxygen species	线粒体活性氧
M-ROSE	microorganism-rapid on-site evaluation	微生物快速现场评估
MSGP	mixed squamous cell and glandular papilloma	腺鳞混合型乳头状瘤
MT	mediastinal teratoma	纵隔畸胎瘤
MVV	maximal voluntary ventilation	最大自主通气量
Myo	myoglobin	肌红蛋白
NCCN	National Comprehensive Cancer Network	美国国立综合癌症网络
NE	neutrophil	中性粒细胞
NGS	next generation sequencing	新一代测序技术
NRS	numerical rating scale	数字分级评分法
NSCLC	nonsmall-cell lung cancer	非小细胞肺癌
NSE	neuron-specific enolase	神经元特异性烯醇化酶
NSIP	nonspecific interstitial pneumonia	非特异性间质性肺炎
OP	organizing pneumonia	机化性肺炎
PAP	pulmonary alveolar proteinosis	肺泡蛋白沉积症
PAS	periodic acid Schiff reaction	过碘酸希夫反应
PAVM	pulmonary arteriovenous malformation	肺动静脉畸形
PCD	primary ciliary dyskinesia	原发性纤毛运动障碍
PCO_2	partial pressure of carbon dioxide	二氧化碳分压
PCP	pneumocystis pneumonia	肺孢子菌肺炎
PCR	polymerase chain reaction	聚合酶链反应

续表

英文简称	英文全称	中文全称
PCT	plateletcrit	血小板压积
PD-1	programmed death-1	程序性死亡受体 1
PD-L1	programmed death-ligand 1	程序性死亡受体配体 1
PEEP	positive end expiratory pressure	呼气末正压通气
PEHE	pulmonary epithelioid hemangioendothelioma	肺上皮样血管内皮细胞瘤
PET/CT	positron emission tomography and computed tomography	正电子发射计算机体层显像仪
pH	pondus hydrogenii	酸碱值
PH	pulmonary hemosiderosis	肺含铁血黄素沉着症
PLCDD	pulmonary light chain deposition disease	肺轻链沉积病
PLT	platelet count	血小板计数
PNET	primitive neuroectodermal tumor	原始神经外胚叶肿瘤
PO_2	partial pressure of oxygen	氧分压
pPNET	peripheral primitive neuroectodermal tumor	外周性原始神经外胚叶肿瘤
PS	pulmonary sequestration	肺隔离症
PSA	pancreatic specific antigen	胰腺特异性抗原
PT	prothrombin time	凝血酶原时间
RBC	red blood cell	红细胞
R-EBUS	radial endobronchial ultra-sound	径向超声支气管镜
RF	rheumatoid factor	类风湿因子
RP	relapsing polychondritis	复发性多软骨炎
SCC	squamous cancinoma-associated antigen	鳞癌相关抗原
SCr	serum creatinine	血肌酐
SMZ-TMP	sulfamethoxazole-trimethoprim	磺胺甲噁唑 – 甲氧苄啶
SO_2	sulfur dioxide	二氧化硫
SPCGP	solitary peripheral ciliated glandular papilloma	孤立性周围型纤毛腺性乳头状瘤
SUV	standard uptake value	标准摄取值
TBIL	total bilirubin	总胆红素
TBLB	transbronchial lung biopsy	经支气管镜肺活检术
TC	total cholesterol	总胆固醇
TEM	transmission electron microscope	透射电子显微镜
TG	β-thromboglobulin	β– 血小板球蛋白
TnI	Troponin I	肌钙蛋白 I
T-SPOT.TB		结核感染 T 细胞斑点试验
UA	uric acid	尿酸

续表

英文简称	英文全称	中文全称
UIP	usual interstitial pneumonia	普通型间质性肺炎
VCR	vincristine	长春新碱
VV-ECMO	veno-venous extracorporeal membrane oxygenation	静脉-静脉体外膜肺氧合
VZV	varicella-zoster virus	水痘-带状疱疹病毒
WBC	white blood cell	白细胞
WLL	whole lung lavage	全肺灌洗
β2-MG	β2 - microglobulin	β2-微球蛋白